AF364084

PRINCIPALES PUBLICATIONS DU MÊME AUTEUR

1873. De l'hématurie dite essentielle. In-8 de 40 pages.

1874. Vichy médical. Guide des malades à Vichy. In-12 de 360 pages.

1876. De l'hygiène et du régime des malades. In-18 de 80 pages. — 2e édit. en 1884. — 3e édit., in-12 de 134 pages en 1888.

1877. Influence de l'abus du tabac sur le tube digestif. (*Médaille.*)

1878. Contribution à la thérapeutique de quelques dermatoses de nature arthritique. In-8 de 48 pages. G. Baillière.

Bibliographie de Vichy, suivie d'une notice sur les eaux et le traitement du diabète. In-8 de 70 pages. *Couronné par l'Académie.*

1879. Du climat de Nice et des maladies traitées dans cette ville, particulièrement de la phtisie. In-8 de 20 pages.

Des divers traitements de la fièvre typhoïde. *Couronné au Concours par la Société médicale de Tours.*

1880. Une cure thermale aux eaux de Vichy pendant le xviie siècle. *Revue scientifique*, no du 27 mars.

Le mariage, ses charmes et ses devoirs. Ed. elzévir sur papier de Hollande, in-12 de 150 pages. Imp. Protat. *Médaille d'honneur de la Société d'encouragement au bien.* — 2e édit. en 1891. In-12 de 245 pages.

Des principales complications du diabète. In-8, Lyon.

Analyse et compte rendu des 17 thèses d'agrégation en médecine soutenues en mars 1880. G. Masson, in-8 de 130 pages.

1881 Notice sur les eaux de Vichy et réfutation de la prétendue cachexie alcaline. In-8 de 74 pages, traduit en plusieurs langues.

Des précautions hygiéniques à prendre contre la fièvre typhoïde. In-8 de 24 pages, publié par la *Société française d'hygiène.*

Traité élémentaire de la fièvre typhoïde. 1 vol. de 420 pages.

1884. Traitement du psoriaris par la traumaticine chrysophanique.

Pour tuer le temps. Livre d'heures... perdues. In-8 de 300 pages.

1885. De la lithiase biliaire et de la pseudo-gravelle hépatique. (J. de méd. de Bordeaux, 27 septembre.)

1886. Vichy et ses eaux minérales, 4e éd., in-12 de 530 pages. A. Delahaye et Lecrosnier.

1887. Des accidents cutanés produits par le bromure de potassium. De la syphilis conceptionnelle (2 brochures de 20 pages chacune).

1888. Inconvénients du silence imposé dans les pensions pendant les repas. In-8 de 15 pages.

De l'influence de la menstruation et des états pathologiques de l'utérus sur les maladies cutanées. In-12 de 35 pages.

1889. Indications de la cure de Vichy. In-18 de 46 pages.

1890. Contribution à l'étude des gros calculs biliaires.

1891. Pour les médecins. — Causeries, in-12 de 300 pages.

Guide dans les maladies du foie. In-18 de 120 pages.

1892. Direction de la *Revue thermale et balnéaire*, nombreux articles dans le *Concours médical*, le *Journal de Paris*, la *Gazette de gynécologie*, etc.

893. Hygiène et régime des malades à Vichy, 4e édit., in-18 de 200 pages.

La cure de Vichy. Du moment le plus propice pour y suivre un traitement. In-12 de 20 pages.

1894. Questions professionnelles (in-12 de 300 p. *Société d'éditions scientifiques*).

1895. Trois brochures : Aimons-nous, Aidons-nous. — L'heure du lever dans les pensionnats. — De l'importance sociale des villes d'eaux.

Feuilletons du *Concours médical.*

1896. De l'abus de l'alcool dans le diabète.

1897. Encombrement et dépréciation de la profession médicale. In-12 de 42 p.

De quelques progrès à réaliser dans l'hygiène des pensionnats. In-18 de 95 pages.

1898. Boutades et revendications. Troisième série de causeries pour les médecins. In-12 de 320 pages.

1900. Guerre aux microbes. In-12 de 30 pages.

L'héroïsme médical. In-12 de 22 pages.

MACON, PROTAT FRÈRES, IMPRIMEURS.

CAUSERIES POUR LES MÉDECINS

———

IMPRESSIONS

MÉDICALES

T 21
563

MACON, PROTAT FRÈRES, IMPRIMEURS.

CAUSERIES POUR LES MÉDECINS

QUATRIÈME SÉRIE

IMPRESSIONS MÉDICALES

PAR

Le Dʳ L. GRELLETY

Médecin consultant à Vichy,
Ancien Secrétaire des Sociétés de Thérapeutique et d'Hydrologie,
Lauréat de l'Académie (médaille d'argent des eaux minérales),
Membre du Concours médical, de la Société française d'hygiène,
Correspondant des Sociétés médicales d'Angers, Bordeaux,
Caen, Le Mans, Lille, Lyon, Marseille, Nice, Orléans,
La Rochelle, Reims, Toulouse,
Auxerre, Tours et Varsovie.

MACON

PROTAT FRÈRES, IMPRIMEURS

1901

A MES LECTEURS, A MES AMIS !

Amicitiæ et gratitudinis signum.

J'étais bien résolu à ne pas recommencer une quatrième série de Causeries ; mais il est bien difficile de résister, de ne pas laisser vagabonder sa plume et sa pensée, lorsque de nombreux amis, connus ou inconnus, vous adressent des stimulants dans le genre de ceux qui vont suivre et dont je ne donne que de courts extraits, après avoir supprimé les phrases trop élogieuses.

L'un d'eux m'assure de sa vive gratitude pour le bien moral que j'ai fait aux médecins ; un autre me dit que mes articles ont toujours un côté consolant ; un troisième est sincèrement touché de me voir prêcher sans cesse la bonne confraternité.

D'autres encore me félicitent pour ma constante défense des intérêts professionnels, pour les saines pensées contenues dans mes précédentes publications.

Un ancien trouve qu' « il est bon d'entendre

souvent une voix amie qui vous réconforte et vous aide à continuer le bon combat », et il conclut avec une affectueuse indulgence : « Vous êtes bien cette voix pleine d'entrain et de bonne humeur, encourageant au devoir, tout en riant d'un bon rire gaulois. »

Aucun épicurien au front couronné de roses, ou plus simplement de jeunesse, ne m'a même reproché d'être parfois sermoneur et d'avoir trop de prédilection pour le rôle de Mentor.

Ces citations m'ont inspiré moins d'orgueil, moins de légitime satisfaction, qu'elles n'ont été pour moi une indication de continuer et de réaliser une des recommandations familières de Pasteur : « Ayez un idéal, poursuivez-le sans cesse et vous serez heureux ! »

Il me suffit que quelques confrères inquiets, adombrés d'angoisses ou en révolte, aient bien voulu me dire que j'avais contribué à les apaiser, à les raffermir, à rendre moins amère la plainte des vaincus de la profession, pour qu'il me soit doux de me pencher encore vers leur géhenne, de leur recommander la résignation, de leur dire que chacun a son calvaire à gravir, qu'il n'y a pas là de quoi s'abandonner, que c'est enfin par l'expiation qu'on entre dans l'immortalité, comme l'a dit éloquemment Michelet, en parlant du dernier jour des Girondins.

Ah ! pour qu'ils ne soient pas exposés à s'enliser davantage, comme je voudrais pouvoir bercer avec des paroles exceptionnellement lénitives, des paroles aux sensations caressantes, ceux de mes frères en Hippocrate, qui sont courbaturés et épuisés moralement, qui ont un mal intime quelconque, peine d'âme ou plaie du cœur !

Que ne puis-je allumer une sorte de phare exceptionnellement lumineux devant cette nuit épaisse, en face de cet océan de tristesses, afin de signaler les récifs et de montrer le port, d'où ils repartiraient allégés, plus robustes, pour trouver enfin le repos dans une autre direction !

« Crois, aime, espère », chantent des voix d'en haut, dans la magnifique scène religieuse du premier acte de Parsifal. Ces trois mots résument peut-être la formule du bonheur. Qu'ils espèrent au moins ; cela les aidera à patienter.

L'ARISTOCRATIE MÉDICALE

Ridendo dicere verum quid vetat?

Elle existe réellement, tout aussi fastueuse et arrogante que l'ancienne, avec ses mérites et ses qualités certes, mais aussi avec ses mots d'ordre, ses panaches, son esprit de caste et d'exclusivisme, ses prétentions et même ses ridicules. — A défaut du couperet révolutionnaire, la chansonnette la guette !

En faisant cette constatation, je ne voudrais pas tomber dans le travers de nos contemporains, qui ont la fatale habitude de soupçonner et de dégrader tout ce qui émerge, chez nous, de la banalité générale. Sans respect pour les supériorités, ils ne craignent pas de salir tout ce qui sort du commun, de faire, en un mot, le jeu de l'étranger, en jetant le discrédit sur ceux qui contribuent à notre considération et à notre prestige.

GRELLETY. — *Impressions médicales.*   1

Cet esprit de démolition représente une fâcheuse tendance, qu'on ne saurait trop réprouver.

Si donc, je me suis résigné à signaler quelques travers, qui nuisent à la bonne entente et font presque des frères ennemis de ceux qui devraient marcher la main dans la main, je n'ai eu qu'un mobile : prêcher la concorde et empêcher certains levains funestes à la conciliation de fermenter.

Dans les réunions médicales et les dîners de sociétés, j'ai entendu bien des doléances, mais on se plaint surtout de l'esprit de morgue des médecins en vedette, de leurs tendances critiqueuses, de ce qu'il y a de sec et de cassant dans leur commerce. Ce ne sont pas du reste les plus méritants qui exagèrent la superbe permise et regardent avec pitié les malchanceux, qui ne sont pas parvenus à décrocher la timbale. Les infatués d'orgueil, qui font la roue, se rencontrent de préférence parmi les candidats qui doivent leurs succès, moins à leur mérite personnel qu'à leurs menées occultes, au jeu caché de leurs habiletés, à leur parenté, à leur situation de fortune, en résumé, à une foule d'aptitudes subalternes, qui rendent ces ambitieux plus affamés d'intérêts prosaïques, de salariat officiel, de sécurité matérielle, que de vrai savoir, de droiture et de courtoisie.

Dans un article sur *le Choix d'une carrière*, paru récemment, Maurice Barrès, après avoir fait de sérieuses réserves au sujet du livre féroce des *Morticoles* et de la cupidité que Léon Daudet leur attribue, fait la réflexion suivante : « Ce qui concerne leurs moyens d'ambitieux me paraît moins contestable. Il semble bien que les titres médicaux se donnent souvent à l'intrigue, que les concours sont des luttes d'influence entre les grands patrons et de platitudes entre les disciples. »

Il ajoute heureusement comme correctif, et ceci n'est pas pour me déplaire, que le scandale est pire ailleurs, surtout dans les carrières où mènent les études juridiques.

Naguère encore, le Dr Guimbal déplorait que la sélection du concours n'eût pas d'autre base que le développement d'une faculté, la mémoire : « Quinze années d'existence, les plus belles, celles où le cerveau est en état de produire, se passent, pour le sempiternel candidat, à apprendre et ressasser ce que d'autres ont produit.

Sa *mémoire* s'épuisera en efforts surhumains, courbera toutes les forces vives de son être, s'hypertrophiera au détriment des autres facultés plus précieuses, d'invention, de jugement, d'association d'idées, de bon sens, de ce sens pratique dont le médecin a besoin plus qu'un autre professionnel.

Il est vrai qu'une fois arrivé, vidé, épuisé, à la fin de cette série de luttes où le meilleur de lui-même s'est gaspillé sur la route épineuse, la compensation est énorme. Il porte, désormais, une étiquette. Aux yeux éblouis des bourgeois incapables, la carte blanche ou or qui s'étale sur le flacon, le capsulage estampillé, la marque d'origine, ne suffisent-ils pas à juger la qualité de son contenu? Dans notre pays, inégalitaire jusqu'aux moelles, les distinctions sont aussi recherchées qu'en Chine.

Nous supprimons des privilèges, pour en faire renaître d'autres.

Votre bouche n'a pas assez d'imprécations contre le jeu du hasard déposant dans le berceau d'un aristocrate des siècles passés le pouvoir et la fortune, le rang ou la couronne. Vos dieux du jours sont le produit du hasard. Quelques circonvolutions hypertrophiées, l'aptitude innée, héréditaire peut-être, à fixer un grand nombre de faits, souvent sans cohésion, à s'imprégner d'indigestes opinions et de théories stériles, voilà la base du concours.

Quant à demander un effort personnel, un de ces chefs-d'œuvre comme les Anciens, plus avisés, l'exigeaient, dénotant une réelle supériorité, suffisant à faire prononcer au jury, comme à l'opinion publique, le *dignus es intrare*, preuve palpable de la réunion, chez un même sujet, de cet ensemble de qualités d'où résulte l'intelligence, et d'où dérive l'homme complet, qui y songe ? »

Le candidat, lui, songe surtout à s'assurer un jury favorable, à se faire remorquer par des pilotes influents connaissant les passes difficiles et devant qui tout doit céder.

Les triomphateurs à la curée des places, au mandarinat, en se redressant un peu plus qu'il ne conviendrait, semblent vouloir se dédommager des courbettes qu'ils ont dû faire pendant de nombreuses années. Leurs allures de parvenus permettent aussi de croire qu'ils partagent la manière de voir de ce misanthrope, qui soutenait dernièrement qu'on ne réussit que par ses défauts, tandis qu'il n'est point rare que l'on se perde par ses qualités : « Ainsi, disait-il, la dignité et la réserve vous font des ennemis acharnés ; il vaut encore mieux, dans le monde, être familier, sans gêne et méchant, que réservé et généreux. L'impartialité vous isole, et souvent, vous rend suspect. La franchise vous fait passer pour un fou et l'indépendance pour un original, sans agrément et sans utilité sociale. Enfin, le désintéressement et la délicatesse vous exposent à la calomnie, parce qu'ils ne sont compris de presque personne et chacun de ceux pour qui ces sentiments sont lettre morte, jugeant d'après son propre caractère, leur attribue des motifs inavouables. — Parlez-moi de l'outrecuidance, de l'entêtement, de l'importunité, de la susceptibilité, de l'absence d'opinions personnelles : voilà qui vous pose un homme et assure son succès ! »

C'est une variante de la thèse, qui prétend qu'un peu de raideur n'a jamais nui et qu'une pointe de brutalité achève de mettre un personnage au point. Comme on redoute ses ricanements, ses coups de boutoir, on le ménage, en conséquence, et, dès qu'il se montre un peu plus malléable, moins hérissé, on lui en tient un compte énorme, en déclarant bien haut qu'on s'était trompé à son égard.

On accuse surtout les arrivés du dernier bateau, à l'exclusion des anciens, parce que, à l'exception de quelques pontifes, qui se croient obligés de s'entourer de nuages et de mystères, avant de s'exposer à la vénération des foules, les vétérans, lorsqu'ils sont arrivés au port, après avoir conduit leur barque à travers les écueils, avec plus ou moins de sûreté de main, ressemblent aux vins généreux (soyons aimable), qui perdent leur verdeur et gagnent en vieillissant. Ils prodiguent les encouragements et les paroles paternelles, savent être graves avec agrément et solennels sans afféterie. Ils veulent être en paix avec tout le monde et se garderaient bien de jouer au Jupiter Olympien, ou de prendre un pavé pour écraser une mouche. Ils évitent de froisser le voisin, afin qu'on les ménage à leur tour; c'est le moyen d'être entouré du respect universel, de se préparer un bel enterrement et même d'être appelé en consultation, avant de passer sous la faux macabre, ce qui ne presse pas. Ce sont évidemment d'excellents modèles, qui mériteraient de trouver de bonne heure des imitateurs parmi ceux qui convoitent leur succession.

Malheureusement, et on peut le dire sans vouloir désobliger personne, si un certain nombre de ces glorieux arrivés sont parvenus à se meubler la mémoire jusqu'au dernier degré de la tension cérébrale, s'ils ont encombré leur cerveau d'un stock effrayant de connaissances scientifiques, ils n'ont pas eu, en revanche, le temps de se dégrossir dans la compagnie des Hébé de brasserie qui charmèrent leurs rares loisirs, ni de secouer la poussière rustique qui les recouvrait au moment de leur exode vers l'antique quartier.

Ils ont persévéré dans le débraillé et le laisser-aller de leurs débuts, se complaisant aux expressions d'argot, à l'abandon et aux fumisteries des salles de garde, à l'éternel sans-gêne de la vingtième année, si désireuse d'user ou d'abuser de son émancipation.

Il faudrait bien se garder, par exemple, de le leur faire sentir.

Je me suis parfois demandé ce qui adviendrait si les thuriféraires qui encensent les grands seigneurs en seigneurs et s'extasient avec tant de complaisance sur leurs moindres propos, étaient pris tout à coup d'une incontinence de... franchise, et, cessant d'être à plat, renonçaient à laisser couler le robinet de leurs adulations intéressées.

Ou du moins je ne le sais que trop, d'après l'éloquente histoire du *Franc-parleur*, racontée par Michel Corday. A la suite d'un accident, l'infortuné ne sut plus retenir la vérité, et dès lors commença pour ce fils de famille, qui avait d'abord éveillé des espoirs sans borne, l'existence la plus lamentable qu'on puisse imaginer.

Sa triste infirmité, qui le forçait à penser tout haut, à porter des jugements d'enfant terrible, à dire sans périphrases ses étonnements devant la duplicité des mœurs, l'équivoque et l'hypocrisie des conventions sociales, le fit maudire partout : « Un bavard dans un jeu de whist reçoit à peu près l'accueil que réservèrent les salons à Bertrand le Franc. Ses paroles n'étaient plus celles d'un enfant. Elles avaient pris, en même temps que lui, de la carrure. Et elles ébranlaient les cloisons, elles éclataient, elles laissaient une pestilentielle odeur de vérité qui semait partout le malaise. Imperturbable, résigné à son infirmité, Bertrand s'exprimait librement sur tout ce qu'il voyait, sur tout ce qu'il entendait, sur les faits de la vie privée et de la vie publique. Au bout d'un mois, il trouva partout porte close.

Un petit cénacle de *dilettanti* essaya pourtant de l'auréoler de succès. Ils tentèrent de l'ériger en nouveau Diogène. Au lieu d'élire domicile dans un tonneau, Bertrand pérora au bar. Il répondit à toutes les questions avec une férocité candide. Mais, bientôt, tant de franchise lassa les amateurs. Le cynisme n'est amusant que tant qu'il est une attitude.

Et Bertrand fut abandonné de tous et de toutes, après avoir dit aux belles dames les imperfections de leur visage et dévoilé le vide des corsets et des cervelets. »

Il y aura toujours des gens pour trouver que la vérité n'est pas assez voilée, et qu'il y a une certaine immoralité pour un homme à se complaire (même en allégorie) dans le commerce et la nudité d'une femme aussi sommairement habillée !

Ceci donne une idée du sort qui serait réservé à tout candidat à l'internat ou au bureau central, atteint d'une maladie analogue, en d'autres termes, ayant oublié qu'il y a des bruits qu'on ne doit pas laisser circuler, non seulement quand ils sont faux, mais même quand ils sont vrais, et que le langage n'a été donné à l'homme que pour ne pas parler sa pensée.

Sur quel jury pourrait compter le travailleur le plus recommandable, fût-il médaille d'or ou d'argent, qui aurait l'imprudence de laisser simplement entendre que le professeur X..., qui a une si grande influence sur les décisions des divers aréopages des concours, n'aurait certainement pas refusé autrefois les présents d'Artaxercès et que ses ouvrages peuvent lutter avec les mets les plus indigestes, ou les narcotiques les plus violents.

Malheur à celui qui, jadis, aurait osé plaisanter sur le masque à la Bonaparte de Charcot, sur son absorbante personnalité et sa révoltante partialité en faveur de ses élèves.

Aurait-il eu l'impeccabilité d'un Brutus, ce trouble-fête, cet iconoclaste tardigrade ne serait jamais parvenu à franchir le seuil de la chapelle

scientifique du grand manitou, où on pouvait
arriver par le mérite, sans que ce fût le moyen
le plus sûr de réussir. Il se serait fait lapider
avant que notre président eût eu le loisir d'user
de son droit de grâce, ou du moins il n'aurait
reçu que des boules noires, de la part de ses juges,
plus redoutables que Minos, Eaque et Rhada-
mante, de classique mémoire.

C'est l'histoire de Gil Blas, chez l'archevêque
de Grenade. Il fut choyé et apprécié, tant qu'il
eut l'habileté d'admirer et de louer outre
mesure les homélies du prélat; mais il fut impi-
toyablement renvoyé, lorsque, s'autorisant de la
recommandation pressante qui lui avait été faite
de prévenir Sa Grandeur, dès que son esprit
perdrait de son éclat, il commit l'imprudence
d'avouer à ce susceptible •orateur que son
dernier discours, qui sentait l'apoplexie, avait
moins bien affecté l'auditoire que les précédents.
Il eut beau employer les périphrases les plus
cauteleuses pour faire comprendre que cette
capucinade, avec sa rhétorique de régent usé,
n'était plus à la hauteur du passé, l'auteur irrité
en conclut seulement que son confident était
trop jeune pour démêler le vrai du faux et qu'il

avait encore besoin de se former le goût. — On lui souhaita toutes sortes de prospérités, avec un peu plus de judiciaire.

Qui n'a connu le Dr X... qui, malgré de brillantes qualités, a presque toujours végété, pour ne pas avoir su enchaîner sa langue, garnir ses phrases d'ouate et de vaseline, et revêtir des chaussures légères, avant de marcher sur les plates-bandes d'autrui.

C'est lui qui a prétendu qu'on n'était excusable de fréquenter l'Académie, malgré son manque de confortable et d'aération, que comme dortoir gratuit, après plusieurs nuits d'insomnie.

Il refusa un jour d'aller dîner chez son chef de service, sous prétexte qu'on ne l'avait invité au dernier moment, ce qui était vrai du reste, que pour ne pas être treize à table.

Il parvint même à se brouiller avec M. Homais, très fier de son diplôme, pour lui avoir dit à brûle-pourpoint qu'il y a des pharmaciens comme des wagons de première et de seconde classe ; mais que l'on n'est pas plus à l'abri du danger avec les uns qu'avec les autres.

En résumé, tout n'est pas bon à dire ou à écrire, et il faut savoir se taire à propos. Je crains même d'avoir en moi-même la plume un peu sarcastique, au détriment de vénérations consacrées.

*

Les choses pourraient encore s'arranger et les relations prendre un caractère plus spontané, plus cordial, si le sexe barbu restait seul en tête-à-tête, mais l'intervention de la charmante et dissolvante influence féminine contribue à tout gâter, à désunir les plus vieux camarades d'enfance, à semer entre eux des éléments de zizanie : Que de douches réfrigérantes on doit à certaines Egéries hautaines, surtout à celles qui sont aigries parce que la réussite n'arrive pas assez rapidement. Il y en a d'ailleurs qui n'ont pas de chance et je ne demande pas mieux que de m'apitoyer sur leurs infortunes imméritées.

Je ne voudrais froisser personne, ni me faire des ennemis irréconciliables, mais on voudra bien m'accorder que l'almanach de Gotha et celui de Gothon confinent quelquefois, qu'on rencontre des fruits de qualité inférieure, même dans le panier des pêches à trente sous. — En d'autres termes, il est tout naturel que dans un ensemble où abondent les personnes d'élite, il ait pu se glisser des... exceptions, ne sentant pas précisément le brevet supérieur, n'ayant rien de commun avec les muses et les grâces, ou ne descendant pas en ligne directe des croisades, ce qui d'ailleurs n'est pas indispensable au bonheur.

Quelques-unes de ces dames seraient même étriquées de corps et d'esprit, sans rien de raffiné dans leur éducation ou leurs sentiments, qu'il n'y aurait pas lieu de s'en étonner outre mesure. — Or, comme elles ont fait un mariage d'intérêt et qu'elles apportent une grosse sacoche, parcimonieusement acquise dans les entreprises, ou les denrées coloniales, elles tiennent essentiellement à monter un échelon social, à recevoir du prestige de l'élu de leur pratique maturité. Plus celui-ci est galonné, plus son blason scientifique est rutilant, plus il en rejaillit d'éclat sur leur plébéienne personne. — Aussi, pour pouvoir graviter dans l'orbite d'une étoile de première ou de seconde grandeur, on se hâte de brûler de l'encens sur les autels de l'idole, d'y faire ses dévotions, afin que son piédestal émerge nettement au-dessus du vulgaire et attire l'attention.

De là à considérer les médecins qui n'ont pas suivi la filière des concours, les timides qui s'effacent en rasant les murs, comme des êtres absolument inférieurs, au-dessous de tout, il n'y a qu'un pas.

A leurs yeux prévenus, un simple larbin, le coiffeur et surtout le couturier méritent plus d'égards et de considération.

Je n'exagère rien ; rappelez vos souvenirs. C'est la vérité, l'impure vérité dans toute son indécence !

Je sais bien que je m'expose à me faire lapider, en poussant aussi loin la franchise, mais après m'être mis sous la protection des dieux immortels, je ne puis m'empêcher de déclarer qu'il s'agit là d'une sorte d'entraînement fatal, auquel je consens à accorder toutes les circonstances atténuantes, mais qui n'en est pas moins fâcheux. De tout temps, en effet, la femme, qui est d'ordinaire un être de reflet, de second plan, a recherché celui qui la fait valoir et la met en évidence. C'est pour cela, qu'elle apprécie tant les distinctions et qu'elle établit partout des barrières et des catégories. Aussi, soyez bien convaincus que si jamais la sociale parvient à nous écraser sous son niveau égalitaire, ces dames trouveront encore moyen de se parquer à part, de se distinguer par quelque chose, ne serait-ce que par la façon d'ingurgiter ou de rendre le brouet démocratique, que le gouvernement de l'avenir distribuera impartialement à tous les Français.

Dans ces conditions, il ne reste plus qu'une chose à faire à ceux qui se considèrent comme supérieurs, c'est de ne pas attendre la fin du siècle qui commence pour conseiller à leur moitié de garder simplement la mesure, de ne pas outrepasser la dose des dédains tolérables. Ces dames retrouvent des réserves d'amabilité, dès qu'il s'agit de solliciter et de conduire l'eau au moulin. Pourquoi l'exception ne deviendrait-elle pas la règle? Elles ont tout à gagner à ne pas laisser percer leurs secrètes pensées, en traits plus ou moins perfides, sans compter que ces débauches d'esprit seraient ruineuses à la longue, si on ne mettait une digue à l'intempérance de certaines bouches.

On peut dire, du corps médical, ce que M. Deschanel a appliqué à la Chambre des députés; c'est que le meilleur moyen d'assurer l'union et la concorde bénie, parmi nous, serait de détruire les cloisons étanches qui nous séparent. Si on ne se hait pas, on ne se recherche pas, on ne fait pas preuve de bienveillance réciproque, et tout cela parce qu'on ne se connaît pas, parce qu'on a des aspirations contradictoires, des visées différentes, alors qu'il conviendrait au contraire de concilier et de fondre dans une harmonie supérieure toutes les aspirations isolées.

De tous les côtés, il se fonde des ligues, des associations défensives, des groupements sociaux ; les médecins seuls, malgré de louables tentatives ne sont pas encore arrivés à la cohésion, qui leur permettra de s'apprécier davantage, de renoncer aux défiances injustes, aux rivalités personnelles, aux polémiques enfiévrées.

Jamais l'effort vers la concorde n'a été plus nécessaire et je ne crois pas émettre une appréciation déplacée, en disant que c'est d'en haut que doit partir l'exemple. Je suis convaincu que la plupart des aristos de notre profession ne se doutent pas de la valeur et du mérite du plus grand nombre des praticiens, qui constituent la démocratie médicale. Ces derniers, avec les années, ont acquis une grande expérience, beaucoup de sang-froid et un tact qui méritent la plus grande déférence. Si leur savoir théorique est moins complet, ils réparent ce déficit, par le flair et les intuitions spéciales que donne la pratique. — Il n'est pas nécessaire, du reste, de savoir le fin du fin, et d'être initié aux découvertes micrographiques les plus récentes, pour traiter les maladies courantes. J'aimerais mieux, pour mon compte, être soigné par certains médecins de quartier, de ma connaissance, que par nombre de triomphateurs du Bureau Central, qui possèdent, sans doute, un excellent fond d'instruction, mais qui ne l'ont pas encore passé au crible, ou dont le cerveau est même alourdi par tout ce bagage scientifique, lorsque le scepticisme n'est pas la conséquence de ce gavage immodéré.

En résumé, il y a du bon partout, en haut comme en bas; il m'a paru urgent de le rappeler aux orgueilleux, comme à ceux qui ont le cœur bien placé et l'esprit noblement pondéré, afin de prévenir les dissentiments qui divisent le corps médical. Si les chefs ne veulent pas désarmer et tendre loyalement la main à leurs frères d'armes, tant pis pour eux, car ils ne représenteront bientôt plus qu'un état-major sans troupes !

MONNAIE DE SINGE

> Ne vous laissez pas prendre à
> l'appât de récompenses absolu-
> ment dérisoires, comme toutes
> les récompenses nationales,
> dont on leurre, depuis des
> siècles, l'espérance toujours
> trahie des pauvres gens.
>
> O. MIRBEAU.

Il n'y a pas de profession qui compte plus de parasites et soit plus exploitée que la nôtre : toutes les dispositions législatives d'hygiène ou de bienfaisance sont au détriment du médecin ; l'État, les communes, les grandes administrations et les sociétés philanthropiques de tout ordre le mettent à contribution et lui réclament sans cesse de nombreux services non salariés.

Quelques flagorneries, l'appât d'une distinction, d'un titre honorifique, d'un bout de ruban, suffisent la plupart du temps pour que les fils d'Hippocrate se laissent séduire et sacrifient largement, sans compter, à leurs instincts naturels de charité.

Ce qui prouve une fois de plus, comme l'a

constaté Lereboullet, que notre corporation est celle qui donne le plus et reçoit le moins.

Ce qu'on n'oserait pas demander à un avocat, à un notaire, car ces messieurs se font toujours payer, lorsqu'on fait appel à leur ministère, on ne craint pas de l'exiger de nous, presque comme un dû, comme un sacrifice tout naturel. Ceci est à l'honneur de notre profession, et certes on ne saurait trop engager les nouveaux venus à continuer les traditions des anciens, chaque fois qu'ils se trouveront en présence d'une infortune réelle, d'une misère avérée; mais il n'en saurait être de même vis-à-vis des pouvoirs publics qui n'aspirent qu'à les gruger sans merci, sans même leur en savoir gré, qu'à la dernière extrémité, lorsque les personnages officiels ou les représentants du peuple ont préalablement bénéficié de ce désintéressement.

Inutile d'ajouter que ceux-ci ne sauraient comprendre et apprécier cette noblesse d'âme; elle les stupéfie comme un rébus, dont le sens leur échappe.

Si encore Messieurs les fonctionnaires vous étaient reconnaissants de vos bons soins et vous accordaient complètement leur confiance;

mais du moment qu'ils ne payent pas, ils n'ajoutent aucune importance à vos consultations et ne les exécutent qu'à moitié.

Ils les observeraient au contraire religieusement, s'ils avaient eu un louis ou deux à débourser auparavant.

Les préfets et les sous-préfets méritent une mention spéciale dans la série innombrable des ronds-de-cuir, que nos naïfs confrères consentent à soigner pour rien. Ils sont encore plus difficiles à diriger que la parenté médicale et sont plus disposés à écouter leur supérieur hiérarchique ou tout autre personnage qui leur dit avoir la même maladie, que le médecin officiel le plus dévoué et le plus autorisé.

Aussi, ils ne croient avoir envers lui aucune gratitude, et, dès qu'ils changent de poste, le souvenir de leur guide s'évanouit aussi vite que la fumée de leur cigarette.

Les temps sont assez durs pour que nos cadets, devenus plus pratiques que leurs aînés, ne soient plus les propres artisans de leur déchéance, pour qu'ils ne se laissent plus accaparer et hypnotiser par la perspective de voir leur boutonnière ornée d'un peu de ganse verte, rouge ou violette, après de nombreux lustres de bons et loyaux services.

Si l'État et ses fonctionnaires, vos ennemis naturels, ne vous y trompez pas, ont besoin de vous, qu'ils prennent l'habitude de vous montrer du doigt la direction de la caisse, au lieu de vous désigner la vitrine du marchand de hochets officiels.

J'ai lu récemment dans les *Mémoires de Madame du Hausset* que, dès le temps de Louis XV, son médecin, le brave Quesnay, qui sut rester honnête dans le singulier milieu où il vécut, faisait passer l'argent de ses honoraires avant les fanfreluches si convoitées par ses contemporains. Il prétendait avec beaucoup de bon sens que c'était par vanité, pour voir le peuple les regarder d'un œil bêtement admirateur, que divers seigneurs souhaitaient d'obtenir et de porter le cordon bleu : « Et pourtant, ajoutait-il, tout cela n'est que du vent. Ce ruban ne leur servira de rien dans presque tous les pays ; il ne leur donne aucune puissance, tandis que mes pièces me permettent de secourir partout les malheureux. Vive la toute-puissante poudre de *perlim-pinpin* ! »

La leçon est bonne à retenir et devrait bien atténuer la séduction que les insignes de tout grade paraissent avoir pour les grands enfants de notre époque : c'est avec cette ferblanterie panachée qu'on parvient à coudre tant de bouches, à calmer tant d'indignations, à museler tant d'indépendances et à abaisser tant de caractères !

> En France, il n'est pas niable
> Que tout Français viable
> Est à peu près décoré.
> Tel qui ne l'est pas encore
> Peut, en son for tricolore,
> Affirmer : Je le serai.
>
> Raoul PONCHON.

Que d'imbéciles passent toute leur vie à attendre la croix, jusqu'au jour où celle du marbrier leur est enfin accordée, et encore celle-là n'est pas plus gratuite que les autres, seulement dans ce dernier cas ce sont les héritiers qui payent. On a jugé dernièrement un de ces triples sots, qui, pour son excuse, prétendait être atteint de l'ivresse des décorations, genre d'ébriété qui se produit habituellement de sang-froid :

« — Que voulez-vous? expliquait-il au président, d'une voix qu'il essayait de rendre persua-

sive, mais c'est plus fort que moi! Quand j'ai bu
seulement un petit verre de trop, au lieu d'avoir
l'ivresse gaie comme un bon Gaulois, je l'ai au
contraire... vaniteuse. Et il me faut aussitôt
arborer à ma boutonnière les palmes académiques.

— Mais quand vous avez été arrêté, lui objec-
tait le président, pour port illégal de décorations, vous aviez en outre le ruban de la Légion
d'honneur.

— Oh! mon explication est bien simple.
J'étais cette fois en état complet d'ébriété, et
dame, voyez-vous, quand je suis tout à fait dans
les vignes du Seigneur, à moi les hautes distinctions, à moi le ruban violet, à moi le ruban
rouge !

Les sceptiques juges de la huitième chambre
n'ont pas voulu admettre cette excuse bien ori-
ginale de l'ivresse des décorations, et, séance
tenante, ils ont octroyé quatre mois de *carcere
duro* à ce pseudo-poivrot. »

Avec un pareil levier de vanité, a dit Pierre
Véron, avec un peuple qui voit rouge, on fait ce
qu'on veut : « La mare aux grenouilles, qui
coassait affreusement et refusait tous les soli-

veaux, s'emplit d'allégresse, dès que Marianne prend un bout de faveur rouge et l'attache à sa ligne. Les reinettes les plus ingouvernables deviennent attentives et s'efforcent de saisir l'hameçon. »

La fête des palmes représente tant d'extases domestiques, tant de joies naïves, qu'un ami de l'humanité a même proposé de médailler tous les Français. — Goguès a trouvé mieux encore, c'est de rendre les décorations lumineuses, à partir de six heures du soir : « Qu'est-ce qu'une étoile, fût-elle celle de l'honneur qui est invisible, la nuit? Dès que l'invention sera entrée dans les mœurs, nous doutons qu'aucune ville au monde puisse offrir le spectacle que donneront les rues de Paris, sillonnées à la vesprée de petites lueurs, rouges, vertes, jaunes, tricolores. Cela sera, tout le fait présumer, le clou de l'exposition, clou autrement intéressant dans l'histoire de l'humanité que les surannées fontaines lumineuses. »

Trouverait-on aujourd'hui beaucoup de gens qui oseraient dire au gouvernement l'équivalent de ce que Ducis fit répondre à Napoléon Ier, « qu'il n'avait que faire de son honneur, que le sien propre lui suffisait ».

L'attrait de l'enrubannement résiste à tout, non seulement à la verve caustique des chansonniers, mais encore aux plus rudes épreuves, aux démarches les plus pénibles, aux rebuffades les plus répugnantes.

Les ambitieux doivent accumuler les placets, les recommandations, les services exceptionnels et même de grosses injustices, avant de pouvoir être hissés sur le piédestal rêvé. Ce qui fait que plus d'un quémandeur réussit, après avoir fait tout ce qu'il fallait pour mériter de ne pas arriver.

Nos savants français sont tous des hommes éminents, prétend Arnould Frémy; c'est bien dommage qu'il faille tant en décorer. Que de médecins des hôpitaux, que d'agrégés, ne sauraient mener un grand travail et des recherches importantes à bonne fin, s'ils n'étaient soutenus par la perspective d'entrer dans la terre promise de la chancellerie.

Jeunes gens naïfs qui seriez disposés à oublier la simplicité, à laquelle on accolle si facilement et si mensongèrement l'épithète de démocratique, rappelez-vous à quelles personnalités le gouvernement prodigue trop souvent ses marques d'estime.

Évidemment, il est bien obligé, pour la forme, de faire risette à quelques supériorités, qui représentent le patriciat intellectuel, l'élite de la nation ; mais ses prédilections sont avant tout pour les politiciens et les financiers, pour les opportunards, les panamistes, les mercenaires, les exotiques, les roublards et agents électoraux de tout acabit, qui, avec des phrases creuses sur l'émancipation du prolétariat et d'habiles flatteries à l'adresse des masses inconscientes, contribuent à fausser, à duper le suffrage universel. .

Les simples couturiers passent avant les médecins, et c'est le cas de répéter l'amusant pastiche qui suit, de *l'Aiglon* :

> Pour mériter la croix en ces temps fabuleux,
> Sabre ou mousquet au poing, il fallait en découdre ;
> Pour gagner aujourd'hui le ruban glorieux,
> Il suffit de brandir des ciseaux et de coudre !

Il est vrai, comme on l'a fait remarquer, que le ruban des braves, à la boutonnière d'un couturier, ne pourra jamais faire que l'effet d'un échantillon.

En réalité, la consécration administrative n'ajoute rien au mérite de ceux qui sont vraiment dignes de l'estime publique. Le tribut officiel d'un ministre épinglant un bijou, même entouré de brillants, n'est que superfétation et mièvrerie, lorsqu'il s'agit d'une célébrité déjà couverte de lauriers, du fait de sa robustesse intellectuelle et de sa puissance créatrice. La plupart de nos savants et de nos grands écrivains sont infiniment au-dessus de ces signes conventionnels, de ces prétendues compensations, qui ont le grand tort d'arriver toujours en retard et d'être d'une mesquine disproportion avec les services rendus, ou l'éclat des renommées.

Quant au lustre que l'inscription dans la *Légion* peut apporter à certaines individualités, après les plus vilaines compromissions, permettez-moi de ne pas m'incliner et de rester sur la réserve. Je ne puis songer sans dégoût et sans indignation à l'avalanche de parchemins et de diplômes qui se sont abattus, durant la kermesse internationale de 1900, sur ce qu'on peut appeler les chevaliers de l'apéritif, c'est-à-dire sur les fabricants de quinquinas variés et avariés, d'amers, de digestifs et autres breuvages homicides, en un mot sur les vrais représentants de notre génération alcoolisée, les pourvoyeurs de misère et de déchéance qui mènent la gigue absinthique de cette fin de siècle.

Et c'est pour vous mêler à cette farandole, à cette cohue sans âme, sans élévation, sans culture, pour être confondus avec d'infâmes parvenus, avec des aigrefins, des pleutres ou des médiocres avérés, que vous consentiriez à être une partie de votre vie les thuriféraires et les humbles serviteurs de quelques galonnés, que vous vous laisseriez presque réduire à la misère ?

Allons donc, ce serait jouer un rôle de dupe : — plus de courbettes, de grâce ; que votre colonne dorsale reste inflexiblement rigide, sauf devant le mérite. Songez d'abord à votre famille, à vos enfants, si vous en avez, et, si vous êtes seul, arrangez-vous de façon à avoir quelques réserves pour vos vieux jours, car alors personne ne vous viendra en aide.

Si on semble avoir plus de déférence pour le médecin, dont l'austère redingote est égayée par les coquelicots officiels, en revanche, on en profite partout pour l'exploiter et lui faire payer tout plus cher, du fait même de sa distinction.

Mieux vaut s'assurer de bonne heure *l'aurea*

mediocritas désirable, au lieu de sacrifier la proie pour l'ombre, au lieu de s'en laisser imposer par des avantages superficiels, que la libre Amérique a eu le bon esprit de rejeter et qui ne sont plus de notre temps (sauf pour l'armée, peut-être).

Encore une fois, il est bon, il est beau que le médecin soit généreux et humain envers les pauvres ; mais il est équitable qu'il soit convenablement rémunéré par ceux qui peuvent s'acquitter envers lui et l'État est certainement au nombre de ces derniers.

P. S. Cet article avait déjà paru, lorsque j'ai eu connaissance du projet de M. Dujardin-Beaumetz, qui, au nom du bon sens et de la dignité consciente, a osé demander que la croix fût supprimée pour les civils : « S'il est de l'intérêt de l'État, dit-il dans son rapport, de mettre hors de pair les hommes qui, par leurs talents supérieurs et leurs services éclatants, sont l'honneur du pays, il n'est nul besoin, pour les mieux séparer de la masse, de leur placer sur la poitrine des rubans d'ordre, de place ou d'ornementation diverses. — Des témoignages de la reconnaissance publique pourraient leur être décernés sous des formes plus utiles, plus simples ou plus élevées, par exemple, en assurant leur indépendance matérielle et morale, et l'entière liberté de leur production.

« Si l'État accorde quelquefois aux inventeurs aux savants, aux artistes de valeur, les distinctions qu'ils partagent avec d'autres, dont les mérites sont moins établis, il ne fait rien ou presque rien pour seconder leurs efforts et leurs initiatives hardies, en sorte qu'il n'a pour eux que des apparences de protection.

« Et il est contraire à l'équité de voir un ministre, ne consultant que sa volonté ou subissant les influences qui l'assiègent, classifier les citoyens, les contraindre à d'humiliantes démarches, et donner ainsi une prime à l'audace qui réclame hardiment, au détriment du talent qui se tait. »

Sans s'illusionner sur le sort de cette proposition, le docteur Laborde, dans la *Tribune médicale* (14 novembre 1900), se prononce énergiquement aussi contre une distinction qui n'est plus adaptable, ni applicable au mérite civil et ne saurait être logiquement maintenue. Je tiens aussi à le citer :

« Les raisons hautement justificatives de cette condamnation sans appel sont multiples ; seules, les raisons de moralité qui attisent et mettent en jeu les appétits d'une noblesse plus que douteuse, les basses intrigues, ou au moins les démarches obligatoires, humiliantes, seraient suffisantes pour motiver la proscription dont il s'agit.

Mais, il en est une autre, plus significative encore, et tellement démonstrative qu'elle emporte, avec elle, l'argument sans réplique : la croix de la Légion d'honneur, en ses représentations et signes extérieurs, quels qu'en soient la forme et le degré, ne réalise, en aucune façon, la distinction des mérites divers — même les plus réels — auxquels elle s'adresse. Elle les mêle et les confond tous dans une promiscuité, qui n'est pas toujours des plus honorables, pour ceux qu'elle abaisse, ne fût-ce que dans l'extérioration du signe, et les apparences. C'est ainsi, pour ne prendre que cet exemple, — qu'un des plus grands savants, bienfaiteur désintéressé de l'humanité..... un PASTEUR — de par le signe décoratif extérieur — peut être assimilé à un grand industriel... grand surtout par... la fortune matérielle, les millions... qu'il a accumulés par le commerce... et parfois quel commerce ? Celui qui consiste à distiller, à débiter et à vendre, en toute liberté, un poison public (inutile de le nommer encore une fois, il est sur toutes les lèvres, et hélas! dans beaucoup de bouches!) »

Et nunc erudimini !

PREMIÈRES CONSULTATIONS

Mieux vault de ris que de larmes escrir.
RABELAIS.

Puisque Guzman ne connaît pas d'obstacles, puisque le flot monte toujours et que nos cadets aux rêves pleins d'espoir ne veulent pas attendre, pour entrer dans la carrière, que leurs aînés n'y soient plus ; puisque, malgré les avertissements, les cris d'alarme, la pléthore ruineuse, les tenaces et ancestrales calvities, qui détiennent les postes convoités, ils tentent en rangs serrés l'assaut des forteresses à clientèle, envahissent la ville et les champs, il ne sera pas superflu de donner à ces éphèbes un avant-goût des félicités professionnelles qui leur sont réservées.

Qu'il me soit permis de tirer quelques instantanés de l'avenir qui les attend, sous ce régime de mutualité et de socialisme à outrance.

F. Regnault a déjà raconté avec beaucoup d'esprit et illustrations à l'appui sa première consultation. — Il vit successivement défiler, au

lieu des malades qu'il avait espérés, un courtier
d'assurances sur la vie, un prétendu confrère
dans la misère qui venait implorer un secours,
un commissionnaire en librairie vendant des dictionnaires et des traités de pathologie au rabais,
avec de grandes facilités de payement, la veuve
d'un médecin dans le besoin, un garde-malade,
un masseur venant directement de Stockolm,
une femme à l'air engageant, aux appâts rebondis,
qui portait en ville contre espèces sonnantes ;
une dame vénérable qui quêtait pour une bonne
œuvre ; un marchand d'instruments de chirurgie, etc...

« Et lorsque éreinté, écœuré, enragé, je suis
parvenu à vider mon salon et à y jeter un coup
d'œil scrutateur, il était dégoûtant : les tapis
maculés, les sièges fatigués, les livres marqués
par des mains sales ; un petit bronze, un petit
vase et la médaille du centenaire de Chevreuil
avaient disparu. »

Le docteur Véron, avant de devenir directeur
de l'Opéra, a lui-même précisé comment une
célébrité de médecin, qui prend naissance dans
une loge de portier, monte souvent jusqu'au premier étage et rayonne même dans plus d'un

arrondissement. — Il avait commencé par soigner avec succès une pauvre concierge, et cette cure merveilleuse devint la nouvelle de tout le quartier. Peu de temps après, il avait trois clients, dont une femme riche, mais surchargée d'embonpoint, chez laquelle il ne parvint pas à pratiquer une vulgaire saignée, après deux tentatives infructueuses. Il fut grossièrement congédié ; le jour même de sa grandeur fut celui de sa décadence ; une maladresse fit crouler tous les châteaux de cartes de sa prompte célébrité. — L'humiliation se mêlant à son désespoir, il déclara solennellement, par le serment le plus terrible, qu'on ne l'y reprendrait plus, qu'il désertait la bannière d'Hippocrate et voulait servir un autre maître.

C'est ainsi qu'il abandonna l'exercice de notre art pour une direction théâtrale.

Je souhaite qu'une compensation analogue ou quelconque soit réservée aux premiers déboires de nos cadets, mais je les engage à ne pas trop y compter. — Qu'ils ne s'attendent même pas à couvrir leurs dépenses, au moins durant les quinze ou vingt premiers mois de début. Puisqu'il n'y a plus d'épidémies, puisqu'on ne meurt plus, il n'y a plus moyen de vivre. Dans les petits endroits, ils seraient certainement occupés et ils auraient lieu d'être satisfaits, si la rémunération était en rapport avec les soins demandés. Tout nouveau venu, précédé ou non d'une bonne réputation, a le don d'exciter les curiosités locales, d'éveiller les espoirs endormis d'un tas de cacochymes, aussi désireux de guérir que peu solvables. — Tous ceux qui n'ont jamais payé les anciens et n'osaient plus les faire appeler se précipitent avec empressement chez leur concurrent frais émolu, assurés du crédit au moins pour un certain temps. — Ils sont même capables de se démener beaucoup en votre faveur, de célébrer vos mérites avec emphase auprès de leurs connaissances, si vous leur avez procuré le soulagement longtemps attendu ; s'ils peuvent vous amener un autre chronique abandonné, ils le feront volontiers ; mais ce qu'ils ne feront pas, ce sera de transformer leur gratitude en pièces de monnaie, blanches ou jaunes, à l'effigie de la République ou d'un tyran quelconque.

Du moment où le médecin a percé, il ne s'appartient plus, il est devenu la proie d'un public exigeant et critiqueur, qui l'accusera d'inexpérience, s'il est prudent, qui le traitera d'audacieux, de charcutier, s'il est actif et plein de décision. Même lorsqu'il aura réussi à tirer quelque client d'un mauvais pas, on ne manquera pas de dire que la maladie n'était pas bien grave et que la victime ne doit son salut qu'à la robustesse de son coffre, ou à l'administration de quelque tisane donnée subrepticement par un herboriste ou une parente, qui ont la prétention d'en savoir autant que le médecin.

Dans son intéressant petit livre, *Guide de l'étudiant et du praticien*, le docteur Léon Cassine consacre un chapitre aux déboires de la carrière médicale. — Il raconte entre autres choses à retenir que les mauvais payeurs, dès qu'ils ont changé de médecin, pour ne pas avoir à s'acquitter, ne manquent jamais de le vilipender, de chercher à lui faire tort. C'est parce qu'il était négligent, léger, bavard, ne venait jamais quand on le demandait, qu'on l'a quitté. — C'est de l'ingratitude voulue, préméditée, contre laquelle nous sommes tout à fait impuissants.

Heureux encore, si, dans le nombre, il ne se trouve pas quelque grincheux, qui, encouragé par de fâcheux précédents, ne se décide à essayer du chantage et à leur réclamer d'importants dommages-intérêts, pour avoir envoyé trop vite leur belle-mère dans une autre planète. Il n'y a pas si longtemps que divers procès de ce genre viennent d'être intentés à des médecins, sous prétexte qu'ils n'avaient pas usé de toutes les ressources de l'arsenal thérapeutique, ou même de celles qui sont indiquées à la quatrième page des journaux, pour conserver à la tendresse d'un finaud quelconque des parents, dont au fond il est enchanté d'être débarrassé.

Dans cet ordre d'idées, puisque la mauvaise foi des populations n'a pas été trop découragée dans ses premières tentatives, on doit s'attendre aux surprises les plus désagréables. On ne tardera pas, soyez-en sûr, à chercher à battre monnaie à nos dépens, comme si l'escarcelle du plus grand nombre n'était pas l'image du vide. Mais allez le leur faire comprendre ; ils se figurent tous que le médecin a des coffres-forts qui regorgent, ou quelque trésor mystérieusement enfoui au fin fond de son humble logis.

La légion des neuro-arthritiques vient en première ligne pour fournir des clients rémunérateurs, mais combien exigeants, combien facilement disposés à prendre la tangeante, à porter leur confiance ailleurs, dès qu'on n'allège pas rapidement leur existence des mille riens, troubles organiques, malaises, émotivités, instabilités et impuissances fonctionnelles, qui l'empoisonnent.

Et encore, la thérapeutique pathogénique du neuro-arthritisme n'a qu'un temps, ses heures sont comptées, comme le proclamait naguère le professeur Landouzy (Leçon-programme, 8 nov. 1897) ; il lui faut se faire hâtive, si elle veut pouvoir agir sur l'humorisme et le dynamisme du malade, alors que celui-ci n'a conquis encore que les premiers et les plus minces grades dans l'arthritisme, avant le travail de sclérogénèse qui caractérise l'organopathie de l'arthritique.

A ce moment, le médecin philosophe n'aura plus qu'à savoir supporter gaiement les douleurs..... des autres et à se souvenir que la reconnaissance fait comme la fièvre : elle est à son summum au point culminant de la maladie, elle s'atténue aux approches de la convalescence et disparaît avec le rétablissement. — Lorsqu'on est guéri, on veut bien rendre visite aux gens qui vinrent prendre de vos nouvelles, comme le conseille le manuel du savoir-vivre, mais on se garde bien de frapper à la porte du médecin, qui pourrait en abuser lâchement pour remettre sa petite note.

Comme les débutants n'ont pas à soigner tout d'abord les utérus et les bedaines de qualité (c'est le lot des territoriaux de la profession), il ne faudra pas que leur récente érudition et leur encyclopédique savoir de bénédictins se montre trop offusqués, si quelque commère vient les réclamer pour un enfant qui a *le ver célibataire*, ou la *danse du syndic*, ou encore pour un vieillard qui est en *liturgie*, à la suite d'une *apoplexie sérieuse*.

Qu'ils ne le prennent pas de trop haut et se gardent de sourire, si Mme Cardinal leur raconte qu'elle vient d'appliquer un *cataplasme humiliant* à son mari, qui avait une *prétention d'urines* et souffrait *aux pyrénées*, si la maman Moulard leur affirme avoir eu une *distinction de voix*, pour laquelle une *salubrité médicale* lui a prescrit du *corail de potasse*.

Ce sont des coq-à-l'âne, dont ils devront prendre leur parti, comme d'une foule de bévues invraisemblables qui les attendent. Exemples :

1º La mésaventure de ce confrère qui avait été brutalement frappé par un ivrogne, lequel prétendit devant le tribunal que la victime étant son médecin, il était en droit de légitime défense.

2º Le sans-gêne d'une paysanne, qui surprenant son bon docteur à table, s'empresse de lui narrer que son homme vient de rendre quasiment autant de bile qu'il y a de potage dans l'assiette qu'il est en train de vider.

Quelques conseils pour terminer :

Montrez-vous généreux et faites un rabais, si un homme d'esprit vous écrit : vous avez réduit fort adroitement ma fracture, vous devriez bien réduire aussi ma facture.

N'ayez pas à votre service de domestique inepte, qui réponde lorsqu'on viendra vous chercher pour un cas pressé : oh ! soyez tranquille, il ne vous fera pas attendre, il n'a rien à fiche.

Défiez-vous des compliments, des protestations, de tous les êtres qui veulent forcer votre intimité : un nouvel ami, c'est un malade de plus à soigner gratuitement.

Enfin, méditez de temps en temps la réflexion du confrère américain, Andrew Clark, laquelle reste vraie en tous pays : « Sur quarante années de travail forcé, nous luttons dix ans pour le pain, dix ans pour le pain et le beurre, et vingt ans pour le gâteau. » Sans parler de ceux qui ne voient jamais le gâteau.

. . . .

Et maintenant, mes petits agneaux, vous voilà prévenus ; brandissez votre microscope et feuilletez votre formulaire ; escomptez par avance les félicités indescriptibles qui vont illuminer la trame de vos jours. — Je vous souhaite beaucoup de plaisir et de fructueuses recettes.

FAVETE LINGUIS !

Priùs mori quam fœdari !

Il n'y a pas à se le dissimuler, les médecins sont les premiers artisans de leurs maux, les principaux auteurs de la déconsidération qui les mine et les amoindrit.

Les langues intempérantes font surtout des ravages incalculables dans les réunions mondaines, à l'heure du havane et du moka.

Les plus malins, entraînés par l'influence capiteuse d'une chère de choix, éprouvent le besoin de se dépenser, de faire de l'esprit et de briller au détriment du voisin. Leur mémoire devenue expansive, dans l'abandon de l'intimité masculine, dans le bien-être attiédi des portes closes, s'empresse d'éjaculer quantité d'anecotes, destinées à donner le coup de grâce à un concurrent et à poser le narrateur ; mais, en réalité, ces saillies plus ou moins fraîches se retournent fatalement contre la profession.

Il se trouve toujours dans l'assemblée quelque

journaleux prompt à ramasser vos bouts de cigare et à les étaler ensuite dans quelque gazette. Ou bien, c'est un convaincu que votre ironie déconcerte et qui perd à ce jeu la confiance aveugle, qui l'avait soutenu jusque là.

Dans une réunion récente, où j'étais convié, un confrère venait de conseiller une formule thérapeutique à un de ses collègues. Ce dernier lui répondit en haussant les épaules et en souriant dédaigneusement : çà, c'est bon pour nos malades !

Ce simple petit trait est bien peu de chose et aurait dû passer inaperçu. Il n'en fut rien. — Plusieurs des assistants se regardèrent d'un œil significatif, où l'étonnement et l'indignation entraient pour une bonne part. Ah ! c'est comme çà qu'on nous traite, semblaient-ils se dire. Ces messieurs n'accordent donc aucun crédit à leurs panacées ? Ah ! je n'irai pas les consulter de si tôt et dès demain je renonce à prendre la potion qui m'avait été prescrite.

Leur amertume et leurs ricanements n'étaient-ils pas un peu justifiés ?

. Dans une autre circonstance, le nom de Péan ayant été prononcé, un médecin présent en profita pour faire une violente sortie contre certaines tendances commerciales, qui ont fait beaucoup trop d'adeptes. A l'entendre, presque tous les chirurgiens et spécialistes sacrifieraient à ces louches pratiques, tout à fait en désaccord avec les traditions de désintéressement du corps médical français..

Notre Juvénal avait certainement raison, en principe, de protester contre la petite commission, le sou du franc, et le rabatage intéressé ; mais l'endroit était mal choisi ; cette nouvelle Saint-Barthélemy d'hérétiques ne fu pas plus heureuse que la première ; elle n'eut d'autre résultat que d'éveiller les suspicions latentes et de porter en bloc un préjudice moral à notre considération.

Je fis mon possible pour donner un autre cours à la conversation et atténuer la portée de cet aveu ; mais le mal était déjà fait et a eu même des conséquences bien imprévues, qu'il serait trop long de rapporter.

Qu'il me suffise de dire qu'une des personnes présentes, chez laquelle une opération était devenue urgente et acceptée en principe, a refusé, à la suite de ces propos, toute intervention chirurgicale et est morte du reste peu après, du fait même de son entêtement.

C'est une réédition en petit de la terreur générale qui s'était emparée des populations, à la suite de l'affaire Boisleux-La Jarrige. Les *gynécologistes* les plus expérimentés eurent consécutivement de pénibles loisirs et s'en ressentent même encore.

On ne saurait trop se tenir en garde contre les curieux et les indiscrets, qui s'efforcent de faire jaser le médecin, soit pour lui soustraire une consultation, sans bourse délier, soit pour le pousser sur la pente des indiscrétions.

Au lieu de critiquer à tort ou à travers, de tourner en ridicule les erreurs de diagnostic du voisin ou même des membres les plus respectés de l'école et de l'académie, au lieu de rire bêtement de la versatilité scientifique des gros bonnets de la profession, il serait beaucoup plus raisonnable de jouer au sphinx, de garder une réserve prudente, ou de n'aborder que des sujets étrangers à notre art.

Comment , vous n'en avez pas assez de tourner toujours dans le même cercle, durant les 365 jours de l'année ? Mais, profitez donc de l'occasion pour déposer le bât, pour parler d'autre chose que de votre pratique habituelle. On dirait vraiment qu'en dehors de votre milieu, il n'existe plus rien, ou que vous ne savez rien apercevoir.

Une fois qu'ils ont fait leurs prescriptions à leurs malades, ou quitté leur cabinet, les médecins devraient secouer les ailes de leur esprit et diriger leur vol vers d'autres parages, dans une atmosphère plus sereine, plus reposante.

Que ceux qui ont la dent acerbe, après avoir festoyé, prennent de bonnes résolutions, avant de franchir le seuil des demeures hospitalières, où ils sont accueillis. Qu'ils s'engagent à ne pas égayer la galerie, au détriment de la corporation. Leur réputation y gagnera et le prestige des nôtres n'en sera pas obnubilé.

C'est une idée fixe chez moi, depuis des années, de prêcher sans relâche en faveur de la solidarité, de la bonne entente ; or, jamais l'union ne fut plus nécessaire, jamais il n'y eut besoin plus urgent de se soutenir réciproquement, de chercher à consolider le piédestal si branlant d'Esculape.

Dans une très amusante allégorie, un de nos

vieux auteurs, Andrieux, parle des propriétés
merveilleuses d'un élixir « très commode et très
agréable à prendre, qui réjouit les sens et l'esprit, procure un enivrement plein de charme,
rend chacun content de soi-même et fait croire
que les autres le sont aussi. »

Ce spécifique est le fameux *sciroppo de lusinga*,
en bon français le sirop de flatterie, la meilleure
des panacées pour toutes les faiblesses humaines :
« Il fortifie l'âme abattue, détruit ou corrige ce
qu'elle trouve de dur et d'amer dans la connaissance d'elle-même. Dès la première dose, il
répand dans toute l'économie animale une chaleur bénigne qui accélère le cours des esprits,
réjouit le cerveau, ranime la contenance et la
physionomie. Le malade se sent guéri de toute
réflexion affligeante, de toute défiance injurieuse
à son mérite ; il n'a plus qu'à jouir voluptueusement du spectacle de ses perfections. »

Le fameux docteur Papelardini, de la famille
des adulanti, fit à l'époque des cures merveilleuses, entre autres celle d'un haut personnage,
tourmenté d'inquiétudes et d'insomnies, qui ne se
sentait plus assez de forces pour l'énorme fardeau dont il était chargé. Il lui offrit plusieurs

flacons de son remède, en prononçant les mots de Lycurgue, de Solon, de Démosthène. Le malade fut promptement rétabli, il ne tarda pas à avoir la meilleure opinion de lui-même, une confiance indéfinie en ses lumières et le pouvoir de son éloquence ; il devint même assez fort pour ne plus écouter personne et mépriser profondément quiconque n'était pas de son avis.

De nombreux cas de guérison, analogues à celui qui précède, sont rapportés dans l'ouvrage d'Andrieux.

Il s'agit donc d'une spécialité sérieuse, autrement énergique que beaucoup de juleps en vogue, qu'on prescrit à tort ou à travers. Je ne saurais trop recommander à nos amis du *Concours* d'en user subtilement, non seulement dans leurs relations confraternelles, mais encore dans leur clientèle.

Qu'ils se souviennent du conseil de Molière, dans *l'Avare* : » On n'a que faire d'avoir peur de trop charger la complaisance ; la manière dont on joue les hommes a beau être visible, les plus fins sont toujours de grandes dupes du côté de la flatterie et il n'y a rien de si impertinent et de si ridicule, qu'on ne fasse avaler, lorsqu'on l'assaisonne de louanges. »

Conclusion et trêve de plaisanterie : On gagne toujours à être aimable et bienveillant ; les rapports médicaux pourraient devenir tout à fait charmants et profitables, avec un peu plus d'urbanité réciproque !

PHOBIE MÉDICAMENTEUSE

Il n'y a pas un de nous qui n'ait eu l'occasion d'entendre soit dans sa clientèle, soit dans son entourage, des phrases horripilantes dans le genre de celle-ci : Et surtout, Docteur, ne me donnez pas de drogues ; je les ai en horreur et elles m'ont toujours fait mal.

Souvenez-vous avec quelle assurance et quelle conviction cette déclaration de principes est émise. Des fillettes, des jeunes gens eux-mêmes, perroquets qui répètent docilement les propos serinés autour d'eux, ne craignent pas de vous faire l'aveu de leur horreur pour les produits pharmaceutiques et de vous dicter d'avance la direction que vous aurez à suivre, avant d'être admis à les traiter.

L'ostracisme dont ils frappent la matière thérapeutique et leur prétention à régenter plus instruit qu'eux, font involontairement songer à un maçon limousin qui voudrait se substituer à Garnier ou à tout autre architecte connu ;

à un barbouilleur d'enseignes qui croirait pouvoir en remontrer à Puvis de Chavannes, en fait d'art ; à un écolier enfin qui chercherait à faire la leçon à son maître.

Il était évidemment de leur famille cet Auvergnat à qui on avait prescrit un bain et qui refusa de le prendre, sous prétexte qu'il n'aimait pas non plus à se droguer.

Parent aussi, ce diabétique qui avait une dentition déplorable et une haleine aux fâcheux relents. Je lui avais conseillé de se rincer la bouche avec un dentifrice au salol, mais il eut l'ineptie de dire à un tiers qui me l'a rapporté qu'il n'aimait pas les médications inutiles et qu'il ne s'induirait pas en dépense pour favoriser ma monomanie antiseptique.

Ce sont surtout les matrones autoritaires, habituées à faire plier mari, enfants et serviteurs, sous le despotisme de leur volonté, qui sont les plus irréductibles dans leurs théories.

Tout est carré, obtus et massif chez elles, leur esprit comme leur... séant, et elles ne sauraient admettre la contradiction.

Même en cas de constipation opiniâtre, si ce n'est pas dans leurs habitudes, les apothicaires les plus recommandables, ceux qui ont le doigté le plus moelleux, pointeraient en vain, avec des sourires engageants, leur artillerie la plus perfectionnée vers leur... mappemonde, il leur serait impossible de forcer la consigne et de pénétrer dans la place. — Les canules les plus appétissantes, les plus aseptiquement lubréfiées, ne parviendraient pas à violer le huis-clos de leur sphincter dédaigneux !

Elles ont été bien portantes jusque là et ne se soumettent qu'avec mauvaise grâce aux investigations indispensables. C'est surtout au moment de la ménopause, qu'elles se décident à confier à Hippocrate l'odyssée de leurs accidents ; il est nécessaire qu'elles aient été gravement éprouvées pour se décider, après bien des hésitations, à prendre conseil, et encore se figurent-elles qu'elles en savent plus long que le diplômé destiné à rassurer leur famille. Elles prendront largement leur revanche, si l'hémostatique le plus judicieusement appliqué n'arrête pas définitivement leurs pertes. En cas de rechute, ce sera l'ergotinine prescrite, qui en sera la cause, et vous pourrez vous flatter d'en être quitte à bon compte, si on se contente de vous traiter d'ignorant ayant agi sans prudence, sans connaître suffisamment la constitution de la malade, réfractaire à toute médication.

Je vous le dis en vérité, j'aimerais cent fois mieux avoir à soigner cette princesse, dont parle Voltaire, dans un de ses dialogues du *Dictionnaire Philosophique*.

Je vous avertis, dit-elle à son médecin, avec une appréhension qui ne s'explique que trop, *que je ne veux pas souffrir!*

Le médecin lui répondait alors : Madame, adressez-vous à l'auteur de l'Univers, au souverain dispensateur.

Mais aujourd'hui, nous pourrions lui dire : Votre désir sera exaucé, car supprimer la douleur est une de nos meilleures prérogatives et notre principal désir.

L'intolérance de Mme Prudhomme ne l'empêche pas de prôner parfois un rebouteur, un empirique, d'avoir ses petites recettes et de les propager avec une confiance aveugle : « N'écoutez pas les médecins, dit-elle avec fierté à ceux qui l'approchent, ils n'y entendent rien et vous feront payer fort cher. Je vais vous préparer moi-même un petit onguent de ma façon et une potion souveraine, dont vous me direz des nouvelles. Je veux qu'avant vingt-quatre heures, vous puissiez allez faire des pieds de nez devant l'officine de Diafoirus. »

Bien entendu, la maladie suit son cours et des complications, qui auraient pu être prévenues par une direction compétente, surviennent même souvent ; mais on n'y prend pas garde et on fait le silence là-dessus. — Par contre, pour peu que la bonne nature ait réagi d'une façon favorable et que l'amélioration soit spontanément survenue, quel triomphe et quelle célébrité !

C'est le sujet de toutes les conversations ; on en parle chez le concierge, chez l'épicier, au marché, à la fontaine ; il est bientôt admis que Mme Prudhomme en remontrerait à la Faculté elle-même. C'est par pure modestie qu'elle n'exerce pas ouvertement son art. Elle ne veut pas avoir des ennuis avec les médecins qui sont si chatouilleux, et dont la jalousie va jusqu'à critiquer de pauvres religieuses désintéressées, qui ne demanderaient qu'à soigner les malheureux pour rien.

C'est du reste, mus par un sentiment d'inhumanité analogue, que certains syndicats poursuivent sans pitié des philanthropes et d'anciens infirmiers, ayant audacieusement ouvert un cabinet de consultations, sans souci du mal qu'ils vont faire, et privent de leur soins éclairés les infortunés qui avaient mis en eux leur confiance.

Une statistique récente nous apprend qu'il y a dans la seule ville de Lyon cinquante-neuf herboristes, alors que le recensement de 1896 en attribue cent cinquante-six à la France entière. — Pour que ces herboristes puissent vivre, il faut admettre que le public lyonnais en particulier aime à être soigné par les... *simples*, ou croire qu'une partie des habitants de cette grande ville, lesquels ont une réputation de ladrerie très justifiée, aiment mieux favoriser l'exercice illégal de la médecine et de la pharmacie, que de s'adresser moyennant le prix d'une consultation à ceux qui ont diplôme, renom et autorité.

Entre autres drogues suspectes, la morphine n'a cessé d'inspirer une réelle terreur à toute une catégorie de personnes. On peut dire qu'il y a autant de morphinophobes que de morphinomanes. Cette crainte salutaire aurait même ses avantages et mériterait d'être encouragée si, à un moment donné, elle ne privait certains malades d'une ressource précieuse.

Même dans les cas les mieux indiqués, ceux où les calmants et la sainte anesthésie s'imposent, il y a des esprits prévenus qui préfèrent continuer à souffrir, et ne pas avoir à absorber le moindre atome du fatal poison, qui, semblerait-il, doit les intoxiquer pour le reste de leurs jours. — Ne me parlez pas d'opium, de grâce, s'écrient suppliantes diverses maniaques catarrheuses, qui ne cessent de tousser et à qui un peu de codéine ferait le plus grand bien.

Elles épluchent minutieusement les ordonnances, de façon à ce qu'on ne puisse leur en faire ingurgiter subrepticement. Ce qui n'empêche pas que, dans leur intérêt, à moins de contre-indication formelle, il ne faut pas craindre de leur en donner sous une forme déguisée, si elles doivent en retirer un réel profit.

Plus tard, on leur révélera la supercherie; elles ne voudront pas y croire, mais elles en auront tout de même bénéficié.

Quelques-unes de ces timorées ont pour

habitude de laisser supposer qu'elles prennent les remèdes prescrits, alors qu'elles s'en abstiennent et poussent même le mauvais goût jusqu'à léguer après leur mort le contenu de leur coffre-fort à leur médecin ; mais lorsqu'on l'ouvre (je parle du coffre et non du médecin), on n'y trouve que les potions et les pilules prescrites, en vain, depuis plusieurs lustres.

La galerie s'amuse énormément de ces vilains tours ; mais elle rirait moins, si elle savait que la défunte aurait probablement prolongé sa vie en étant plus docile. — De sorte que c'est elle qui s'est prise à son propre piège, tout en se figurant qu'elle attrapait les autres.

Un bon médecin, nous crie-t-on, doit prescrire le moins possible, et faire de la prophylaxie avant tout.

Nous ne demanderions pas mieux que de pouvoir rester sur le terrain de l'hygiène ; mais lorsque celle-ci a été méconnue, il faut réparer le mal qui a été fait et son rôle devient momentanément insuffisant.

Lorsqu'un cocher a brisé une des roues de sa voiture, en passant par de mauvais chemins qu'il aurait dû éviter, il est forcé de faire réparer son attelage avant de pouvoir reprendre une route meilleure.

Il faut aussi remettre l'attelage humain en bon état, par des pansements ou des médicaments appropriés, dans la bonne voie hygiénique, lorsqu'elle a été sottement abandonnée.

Le plus souvent, c'est la ladrerie, chose honteuse, qui motive tant de répulsion. Il y a encore une autre cause, beaucoup plus excusable, c'est la crainte de dépenser, chez les gens de situation modeste, pour qui le moindre accroc à leur budget, si difficile à équilibrer, représente une sorte de fissure que l'on craint de ne plus pouvoir reboucher. Il s'agit, en pareil cas, d'épargner leur bourse et de se contenter du strict nécessaire, de même qu'il ne faut pas favoriser la manie des personnes qui pèchent par l'excès opposé et pour qui le moindre bobo sert de prétexte pour abuser de toutes les spécialités.

Quant aux autres, aux pingres et aux prétentieux, faites-vous honorer convenablement, si vous voulez qu'ils vous apprécient réellement et tiennent compte de vos recommandations.

Les malades sont ainsi faits qu'ils ne sont

ponctuels et confiants qu'en raison de ce qu'ils ont payé.

Prenez deux cas à peu près identiques : à l'un, vous remettrez votre ordonnance gratis, à l'autre, vous réclamerez vingt francs. Ce dernier sera seul à prendre vos prescriptions au sérieux ; l'autre y fera à peine attention.

C'est l'histoire des parents, des amis, des connaissances, à qui on ne demande rien ; jamais on ne vous en tient compte, jamais on ne se hâte de profiter de votre bienveillance.

Je me rappelle l'étonnement d'un jeune médecin qui m'annonçait qu'il allait se marier et qu'il espérait bien que sa nouvelle famille l'aiderait à conquérir une clientèle.

Je ne pus m'empêcher de le plaisanter sur sa naïveté, lui assurant que non seulement sa parenté par alliance ne lui vaudrait pas quatre clients rémunérateurs, mais que belle-maman elle-même, qui participait à la lune de miel des fiançailles, en attendant les premiers coups de boutoir, ne le consulterait point, ou ne le consulterait que pour la forme, se réservant de s'adresser à tout autre docteur, qui ne le vaudrait peut-être pas, mais qu'elle rémunérerait.

Dans tout ce qui précède, je n'entends pas mettre en doute les susceptibilités personnelles, les idiosyncrasies exceptionnelles ; je n'ai voulu m'élever que contre l'exclusivisme en bloc de certaines péronelles, qui nous narguent tant qu'elles sont bien portantes.

Je les attends à leur première indisposition sérieuse, avec douleurs persistantes, coliques hépatiques ou néphrétiques, arthrite ou simple rage de dents.

Elles seront les premières alors à réclamer les drogues qu'elles ont méprisées jusque là, elles demanderont avec insistance qu'on mette un terme à leurs tortures, devraient-elles en être ensuite incommodées. Ce n'est pas en vain, par exemple, qu'on donne le chloroforme; beaucoup de ceux qui ont subi son influence anesthésique, en conservent un dégoût profond, ce qui n'empêche pas qu'il leur a rendu un grand service et qu'il faut le bénir, malgré ses inconvénients, dans toutes les grandes opérations. — Ce n'est pas agréable non plus de boire de l'huile de foie de morue, ou de subir le baiser de l'acier, et pourtant que d'enfants ont été sauvés par ce vilain breuvage, de même que quantité d'adultes le sont par l'intervention sanglante du bistouri.

Le sulfate de quinine, qui permet de résister à certains climats meurtriers, l'iodure de potassium qui fait disparaître avec tant de sûreté divers accidents syphilitiques, les préparations de colchique qui mettent fin au douleurs intolérables de la goutte, tout comme le salicylate de soude supprime les souffrances du rhumatisme aigu, et beaucoup d'autres médicaments d'une efficacité réelle, ont beau provoquer quelques phénomènes nocifs dans l'économie, cette action passagère est compensée au centuple par leurs effets généraux.

C'est de toute évidence et il serait superflu d'insister.

Napoléon Ier, qui fut absolu en tout, professa pendant longtemps un profond scepticisme pour les médicaments.

Ses principes de traitement appartenaient à la méthode simpliste : Ne rien manger, boire beaucoup d'eau d'orge sans vin, faire six à sept lieues à cheval pour exciter la transpiration, tels étaient les remèdes qu'il prétendait appliquer à tous les cas et qu'il opposait à ceux que lui prescrivait son médecin.

Ses résistances durèrent tant qu'il put supporter assez vaillamment le climat de Sainte-Hélène, mais après 1817 lorsque la maladie commença à le terrasser, il fut obligé d'abdiquer encore une fois et de se soumettre comme un simple bourgeois. Vaincu par la douleur, non seulement il consentit à suivre les prescriptions qu'on lui indiquait, mais il était le premier à réclamer les soulagements, qu'il avait cessé de dédaigner.

Il existe en Angleterre une confrérie qui va encore plus loin et prétend remplacer les ordonnances par la lecture de la Bible et aussi par l'ingestion de boissons alcooliques variées.

Comme les membres de la secte, qui sont le plus souvent de charmantes femmes, visitent les malades gratuitement, on conçoit que certains préfèrent leurs soins mystiques à ceux des Esculapes anglais, qui leur prennent une guinée par visite et leur imposent l'ingestion de drogues, considérées comme aussi coûteuses que désagréables.

A la suite de morts retentissantes, les par-

quets anglais ont fini par s'émouvoir et poursuivre les délinquants. Voilà un pauvre enfant
atteint de croup et on prétend le guérir par des
rites grotesques et des lectures pieuses ; c'est
purement criminel et cela donne une haute idée
de l'intelligence des parents, qui ont ainsi
laissé périr leurs rejetons.

Si on laissait faire certaines personnes, elles
nous ramèneraient aux thérapeutes contemporains
de Ramsès, qui, d'après M. Maspero, l'éminent
égyptologue, penchaient pour la plupart du
côté de la sorcellerie et ne croyaient qu'en des
formules et des talismans.

Sans remonter si haut, après le vie siècle, la
médecine était presque exclusivement exercée
par les moines et leur thérapeutique consistait
en prières, attouchements de reliques, aspersions
d'eau bénite, pèlerinages à des tombeaux de
saints.

A ceux qui regrettent le paganisme et les
pratiques enfantines des époques de superstition,
je me contenterai de rappeler que la Mecque et
Lourdes font encore des merveilles et qu'ils
n'ont qu'à aller s'y soigner, puisque nous ne
leur inspirons pas confiance.

Je conclurai en disant qu'il ne faut pas trop se laisser émouvoir par les propos des braillards ou des imbéciles. Si on les prenait au sérieux notre vie en serait empoisonnée et nous n'aurions plus assez d'énergie pour l'exécution de la moitié du bien que nous avons à accomplir et qu'il nous est si doux de réaliser !

LA VIEILLESSE DES MÉDECINS

Fugit irreparabile tempus !

Il n'est agréable pour personne de décroître, mais les médecins voient arriver la caducité avec plus d'appréhensions que les autres hommes, parce qu'ils ont moins d'illusions sur le sort qui les attend, parce qu'ils se rendent mieux compte des progrès de leur décadence et que le pronostic qu'ils portent sur leur cas est généralement d'un pessimisme excessif. — Ils ont une tendance à grossir l'importance des symptômes, à les pousser au noir, tandis que leurs clients, bercés par eux de douces paroles, s'empressent de se raccrocher à l'espérance qu'on fait luire à leurs yeux. Ces déchets d'humanité ne désespèrent presque jamais, s'attendent jusqu'à la dernière heure à une crise salutaire, à la guérison, alors que les fils d'Hippocrate, qui ont passé leur vie à encourager les autres, à semer des rêves rassurants sous l'oreiller des moribonds, s'abandonnent sans rémission à leur détresse intime, adoptent prématurément l'accent brisé des abdications irrémédiables. — Il faut qu'ils soient bien fortement trempés, ou bien las de la vie, pour ne pas subir l'obsession de la mort, que viole leur âme, avant d'immobiliser leurs membres. — Ils voudraient se sauver sans retourner la tête, pour ne pas l'entrevoir, marchant constamment sur leurs pas. Elle s'asseoit à leur chevet et empoisonne les dernières nuits de leur existence. Pendant le jour, les diversions sont encore possibles ; mais lorsque les ténèbres ont enveloppé la terre et que l'heure du repos a sonné, pour ceux qui supportèrent la chaleur et le poids du jour, l'insomnie les guette et les remet en face de l'effrayant problème du lendemain. On peut ne pas en avoir cure, tant qu'on est jeune, mais il devient singulièrement obsédant, dès que le froid des ans commence à glacer nos esprits, dès qu'on a plus de parents et d'amis sous la terre que sur la terre.

L'anxiété, faite de révolte et d'horreur, qui plane sur eux, peut s'expliquer par ce fait que l'anéantissement représente pour la plupart quelque chose de sinistrement définitif. Ils ne peuvent avoir la suprême confiance de tante

Claire, si chère à Pierre Loti, pour qui ce n'était que le passage vers un ailleurs radieux et très sûr.

A cette tourmente intérieure, d'ordre moral, viennent s'ajouter les soucis habituels concernant la famille et l'avenir des chers enfants. Ce sont aussi les déboires inévitables de la profession, l'ingratitude des clients, les rivalités d'un concurrent plein de combativité, qui, peu à peu, conquiert à leur détriment les suffrages les plus flatteurs ; c'est, en un mot, l'amoindrissement de toutes les façons, c'est l'engourdissement, l'apathie et la somnolence intellectuelle ; c'est l'hiver au fond de leur être, avec des croix noires plantées sur leurs illusions et leurs rêves. Leurs vêtements sombres paraissent porter eux-mêmes le deuil de la gaieté et de l'espoir. Rien ne leur est plus ; c'est la débâcle, la ruine, le plongeon dans la nuit !

Ils sont bien rares ceux qui ne sont pas frappés d'une manière quelconque, ceux qui peuvent résister jusqu'à la fin, garder leur sérénité (*robur et sapientia*), sans être entamés, qui ont surtout les moyens de prendre une retraite bien méritée, après avoir cédé leur situation à un fils ou à un gendre offrant les garanties désirables.

La plupart sont obligés de rester sur la brèche, même lorsque leurs forces et leur bonne volonté les trahissent ; le public n'admet pas que le médecin soit malade, ait besoin de repos, et il le poursuit sans relâche, ce qui est encore plus enviable que d'être abandonné sans égards.

Les favorisés du sort n'ont pas besoin qu'on s'apitoie sur leur destinée ; mais ceux que la résignation n'a pas assagis et qui s'abandonnent à une morne détresse, n'arrivent à supporter le poids de leur fagot, et à retrouver un peu de vaillance, de sérénité, que si on fait luire à leurs yeux, noyés de larmes, la lumière consolatrice d'une sympathie. La lampe intérieure qui charbonnait et menaçait de s'éteindre retrouve consécutivement des reflets inattendus. A sa pâle clarté, on peut encore recommencer le duel inachevé contre la camarde et la faire reculer. Comme dans le prélude sanglotant de Tristan et Yseult, malgré des efforts cent fois trompés, et dût-on bientôt retomber, ramper de lassitude, l'instinct de la conservation nous porte à nous rattacher à la vie, à nous laisser séduire par tous les mirages, par tous les désirs auxquels succède le désenchantement.

Je crois avoir trouvé un vrai dictame dans la lecture des œuvres morales de la marquise de Lambert, l'amie de Fontenelle, de d'Argenson, du président Hénault et de quantité d'hommes d'esprit et de femmes du monde, qui briguèrent l'honneur de devenir les commensaux de l'ancien palais Mazarin, aujourd'hui la Bibliothèque nationale. Il fallait passer par son salon pour arriver à l'Académie Française, pour entrer dans l'estime du monde et la considération définitive. Sa direction intellectuelle dura plus de trente ans, jusqu'au déclin de sa noble. existence. Comme elle avait appris la science du bonheur, elle vécut fort longtemps après avoir bénéficié des conseils de sagesse qu'elle prodigue dans ses écrits. Ceux-ci respirent la sérénité d'une expérience sans amertume et les grâces suprêmes d'une aimable vieillesse. J'en ai savouré le parfum sédatif, il y a quelques mois, pendant que j'étais en villégiature sous les orangers de San-Remo, et il m'a semblé que, malgré le traité de Cicéron sur le même sujet, il ne serait pas superflu d'en donner des extraits et des commentaires, pour permettre à quelques confrères affaiblis de tirer le meilleur parti possible d'un âge où tout semble nous échapper.

Si l'arbre épuisé ne peut plus refleurir, ni porter des fruits en abondance, il faut du moins le conserver encore et le faire durer.

On peut dire tout d'abord avec cette excellente femme, qui exerça un empire si salutaire sur les mœurs de son temps, que tout âge est à charge, à qui n'a pas en soi-même ce qui peut rendre la vie heureuse, que c'est au dedans de nous qu'habitent la paix et la vérité, et qu'il ne sert à rien de se révolter contre les suites naturelles de l'humanité : « Le soutien et la consolation d'un âge avancé, ajoute-t-elle, c'est une longue habitude de vertu ; quand on l'a pratiquée dans la jeunesse, on en recueille le fruit dans les derniers temps. »

Voilà une pensée vraiment consolante pour les médecins philanthropes, qui n'ont que de bonnes actions dans leur passé, dont le cœur fut toujours sensible à l'infortune et qui virent les malheureux, plutôt que la fortune, s'asseoir à leur foyer. La charité qui parfuma leurs âmes et ennoblit leur vie, les bercera encore à leur déclin, en leur donnant la résignation nécessaire, à défaut d'autre récompense. Des rentes respectables, pensera-t-on, ne gâteraient rien et viendraient s'ajouter avec avantage au maigre budget de nos aînés. Malheureusement, ce n'est pas toujours en faveur des plus méritants que coule le Pactole, et je ne puis que regretter une fois de plus que les médecins de campagne, qui sont presque devenus des fonctionnaires, que l'état et les municipalités mettent constamment à contribution, n'aient pas encore droit à une pension, à laquelle ils ont presque autant de titres que la plupart des budgétivores qui grattent du papier où devinent des rébus, à l'ombre des cartons verts de nos administrations.

Heureux ceux qui ont pu à temps bénéficier d'une des combinaisons du Concours Médical, ou participer à toute autre création prudente, propre à apporter un peu de bien-être dans des intérieurs qui eurent au moins l'aisance, en des jours meilleurs.

Puisque, selon le mot de Montaigne, la vieillesse attache plus de rides à l'esprit qu'au visage, puisqu'on la considère comme une période livrée à la douleur et au chagrin, où tous les plaisirs et les agréments disparaissent, il s'agit de se rattraper sur les choses du cœur et de l'imagination, de regarder en haut et de se contenter de peu : « Il n'y a pas de si petit bien, nous apprend Mme de Lambert, qui ne vaille quelque chose entre les mains d'une personne habile. » — Elle recommande instamment de se tenir en garde contre la tristesse, de ne pas devenir ennemi de la joie « que nous avons intérêt à conserver en nous, et que nous ne devons pas condamner dans les autres ».

Donc il importe de ne pas devenir trop sauvage, de ne pas s'isoler systématiquement de tous les milieux, d'où peuvent surgir quelques étincelles, quelques rayons, propres à faire diversion. A la porte, la tristesse perpétuée et perpétuelle ! Il s'agit de ne pas se laisser ronger par l'ennui, comme Mme du Deffand, qui, même avant d'être devenue aveugle, détestait déjà la vie, se désolait d'avoir tant vécu et ne se consolait pas d'être née. — On aurait tort d'imiter ce savant qui écrivit sur sa porte : « Ceux qui viennent me voir me font honneur ; ceux qui n'y viennent pas me font plaisir. »

Il est souvent doux de revivre les souvenirs anciens, en tisonnant au coin du feu, en compagnie de ses derniers amis, ceux des bonnes et des mauvaises heures, dont la tendresse survit à tout et ne sombre jamais. Il faut d'autant moins les négliger que le temps est passé d'en conquérir d'autres.

On a prétendu qu'il est souverainement mélancolique de jeter, même à deux, un coup d'œil en arrière, que le passé étant presque toujours endeuillé par de cruelles séparations, il est surtout propre à remplir l'âme de regret et de glas funèbres.

Il est mélancolique, j'en conviens, lorsqu'on se retourne et qu'on envisage l'espace parcouru, les yeux pleins de nuit et de vide déconcertant, d'apercevoir l'étendue semée de ruines et de funèbres épitaphes ; mais, à la longue, les ombres adorées nous réapparaissent dans le mirage du souvenir, comme radieuses et transformées ; elles finissent par ne plus évoquer que des images souriantes, que ce qui fut leur séduction, leur beauté, leur bonté, que la clarté qui marqua leur passage. On marche comme entouré de leur tendresse, et ces évadés de la vie aident les survivants à patienter, en leur donnant à entendre qu'on se retrouvera. Les sombres ténèbres se dissipent, s'illuminent ; on entrevoit la possibilité d'une réincarnation supérieure, d'éternelles compensations, d'immuables béatitudes. L'apaisement surgit, et dans l'être calmé, chaque chose reprend sa valeur et sa place.

Mais laissons là les Parques et ne nous attendrissons pas plus longtemps sur l'énigme de notre destinée. Tout n'est pas encore fini, et vous pouvez encore vous rendre utile.

Si on n'a plus la possibilité de s'imposer, de figurer à l'avant-garde des initiateurs, des meneurs de foules, on peut encore faire profiter ceux qu'on aime de son expérience, leur donner de bons conseils, calmer les ardeurs des téméraires, les diriger dans la bonne voie, que l'on a appris à connaître, même lorsqu'on ne l'a pas toujours suivie.

Voici encore des réflexions qui méritent de nous retenir : « Dans la vieillesse, il faut penser aux autres. — Les devoirs envers le prochain doublent en vieillissant. — En pensant au bonheur d'autrui, vous assurez le vôtre. — En perdant la jeunesse, vous perdez aussi le droit de faillir. — Une vieillesse avouée et sans ridicules paraît moins vieille. — Heureuse la vieillesse dont le cœur se tourne vers Dieu, car on ne peut que gagner à changer l'idée de son néant contre l'idée de l'éternité. — On a regardé comme un devoir du dernier âge de penser à la mort. Je crois qu'il est utile d'y songer pour régler sa vie et s'en détacher ; mais il n'est pas nécessaire de l'avoir toujours présente pour nous affliger, l'idée du dernier acte étant toujours triste. Il ne faut pas regarder aussi la vie comme un grand bien ; il y a toujours assez de quoi nous y attacher et assez de maux pour nous consoler de sa perte. — Un des avantages de la vieillesse, c'est la liberté. Le dernier âge nous affranchit de la tyrannie de l'opinion. Les hommes ont perdu le droit de nous tromper ; nous avons appris à les connaître et à nous connaître nous-mêmes, à profiter de nos fautes, qui nous instruisent autant que celles des autres. — La vieillesse nous affranchit aussi de la tyrannie des passions et nous fait éprouver que c'est un grand plaisir que de savoir s'en passer, et une grande volupté que de se tenir au-dessus d'elle. Les privations ne sont point sensibles, quand le désir est éteint. — La servitude des passions est une prison ou l'âme diminue et s'affaiblit ; quand nous en sommes affranchis, l'âme s'agrandit et s'étend. — C'est une vie relativement heureuse que celle où on renonce à tout, non par un dégoût passager, mais par un goût constant qui vient de la connaissance du peu de valeur des choses ! »

Je bornerai là mes citations ; puissent-elles apporter un allègement à la lassitude de nos anciens, désembrumer leurs pensées, leur servir momentanément de viatique et leur permettre de conserver la santé de l'esprit, à défaut de l'autre.

Un distique de Legouvé aidera ceux qui frisent la soixantaine, ou plutôt que la soixantaine défrise à atteindre ce résultat :

Veux-tu savoir vieillir ? Compte dans ta vieillesse
Non ce qu'elle te prend, mais ce qu'elle te laisse !

APPEL A LA PRUDENCE

Errare humanum est !

Un journaliste parlait, il y a quelques mois, avec une certaine indignation, d'une leçon documentée, précise, inexorable, qu'il avait entendue, dans un de nos hôpitaux, autour du lit d'une malade : « Ses enfants, disait l'article, avaient pieusement caché la vérité à celle-ci, et voilà qu'elle lui parvient quand même ; non, plus de doute, plus d'illusions sur son état ; une à une, les paroles de science sont tombées sur elle, ont creusé son désespoir ; maintenant elle sait, et, du coup même de cette brutale révélation, elle a failli mourir...

« Là, il semble que le patient gratuitement recueilli, en retour, doive rendre des services ; il paie son écot en devenant prétexte vivant d'études pour tous, champ d'observations, de communications académiques, de succès professionnels. Se gêner pour lui? C'est un numéro ; il cesse de compter comme être pensant, ou seulement sensible, pour n'intéresser que comme machine. Il assiste à son propre démontage, et pourvu que la leçon du maître ait été belle, peu importe qu'elle ait été sans pitié. A qui fera-t-on croire que cette infortunée ne comprend pas, ne devine pas? Les yeux clos voient le geste fatal, son ouïe défaillante perçoit le mot terrible. Et c'est la tuer une première fois.

« A toutes les vertus qu'on exige du médecin, il est évidemment peu de malades qui seraient dignes d'exercer. Mais est-il indispensable que, pour que la science marche, elle soit sans scrupules, et pour être à la hauteur, le médecin doit-il vraiment envelopper dans la même indifférence, que blinde l'usage, tous ceux qui soupirent vers lui, et professer à ce point le mépris souverain de l'individu? Aussi bien, on ne se faisait plus grande illusion sur la pratique contemporaine des sacerdoces, des charités, des délicatesses de sentiment. Mais peut-être sera-t-il permis encore de souhaiter un peu plus de respect devant la souffrance, la faiblesse, la défaite humaine, et si la lutte pour la vie est une belle chose, un peu plus de fraternité pour la mort. »

GRELLETY. — *Impressions médicales.* 6

Ce petit réquisitoire, très juste et très modéré en somme, a réveillé en moi des étonnements analogues. Je ne sais plus bien ce qui se passe aujourd'hui dans la plupart des services de médecine et de chirurgie; mais autrefois, de mon temps, j'ai été stupéfait bien des fois, pour ne pas dire plus, du sans-gêne avec lequel certains chefs émettaient les pronostics les plus fâcheux, en présence même des intéressés. — Lorsque l'opinion était exprimée à mots couverts, dissimulée sous la phraséologie technique, il y avait souvent des fissures, des termes trop transparents, qui devaient enlever toute confiance à la victime et la plonger dans le désespoir.

J'ai souvent gémi sur la détresse morale qui devait en résulter pour les pauvres diables, aussi cruellement initiés à l'incurabilité de leur cas, et je m'étais bien promis, dès mes premières années d'étudiant, de me montrer miséricordieux lorsque j'aurais à me prononcer personnellement.

Je suis plus que jamais de cet avis, maintenant qu'un quart de siècle de pratique m'a appris plus nettement l'importance de l'action du moral sur le physique, m'a fait entrevoir de plus près les puissantes illusions de l'instinct de la conservation. — Il y a là une force qu'il nous appartient de respecter, d'entretenir même, au lieu de l'enrayer par imprudence et légèreté.

Il y a des malades que l'on tue sûrement, en soufflant sur la lueur, si vacillante soit-elle, qui leur permet de croire qu'ils ne sont pas acculés dans une impasse, qu'ils peuvent en sortir, et que tout n'est pas encore perdu. — De même, il y en a d'autres que l'on fait vivre, dont on prolonge l'existence, en les encourageant par de pieux mensonges, en faisant luire, par exemple, à leurs yeux le mirage du retour de la belle saison, des jours ensoleillés, où il semble que la nature en fête apporte à chacun de nouvelles forces, des délais insoupçonnés, qui permettent de se reprendre et de sourire encore à l'avenir.

Aussi, je crois que notre conduite est toute tracée; au nom de l'humanité, au nom de cet instinct de bonté qui doit ennoblir toutes nos déterminations, nous devons être plutôt optimistes que pessimistes. — Il y a une certaine catégorie de confrères qui, pour le moindre bobo, prennent des airs graves de croque-mort et épouvantent les familles. Avec eux, le cas est toujours sérieux et provoque mille appréhensions. — On dirait qu'une catastrophe est proche, que le grand froid va saisir le malade, qu'il est déjà botté de marbre et ganté de plomb, comme dit Cyrano au moment d'expirer, en faisant un dernier moulinet contre ses ennemis, les compromis, les préjugés, les lâchetés, le mensonge et la sottise... — C'est peut-être habile, car en cas d'aggravation, la prudence doctorale est fort admirée, et en cas de prompte guérison, c'est à l'habileté du praticien, c'est à son intervention énergique, qu'en est attribué le mérite.

Bah! malgré les avantages évidents de cette façon d'agir, il est beaucoup plus louable de ne pas bouleverser un intérieur, de ne pas terroriser des trembleurs, déjà trop prompts à s'exagérer leur maux. Ceux qui ont eu la vie la plus exemplaire, la plus méritoire, craignent eux-mêmes d'aller retrouver Socrate et les sages de tous les temps, dans une autre planète. — Même lorsque les parents ou les amis demandent, à part et sans arrière-pensée, au médecin de se prononcer, le plus souvent, il fera bien de ne leur révéler qu'une partie de ses craintes, de peur que leur visage défait ne fasse ensuite soupçonner la vérité au moribond. — Celui-ci, malgré son désir de se tromper et d'être trompé, craint toujours qu'on ne lui cache quelque chose, qu'on ne lui dise pas tout, et, à défaut d'aveux explicites, il cherche à se renseigner d'après les regards aimés et l'allure de ceux qui l'approchent. C'est déjà bien assez qu'il puisse y lire une certaine répulsion, comme une sorte de recul, de dégoût, surtout lorsque la maladie est suspecte et peut s'attraper. — Car, ce qui avait été prévu s'est exactement réalisé. Les campagnards, qui n'acceptent que ce qu'ils voient et resteront, par suite, réfractaires à l'hygiène prophylactique, ont continué comme par le passé à ne pas se préoccuper des dangers de contamination, et ceux qui ont du cœur, les mères et les filles, en particulier, n'abandonnent pas à leur détresse les tuberculeux et les cancéreux de leur famille.

Mais il n'en va pas de même chez les mondains, les intellectuels et les raffinés, qui sont au courant des découvertes de Pasteur, qui, non seulement en tiennent compte, mais auraient plutôt une tendance à exagérer les précautions qui en dérivent.

Comme leur guenille leur est profondément chère, ils ne veulent pas l'exposer à des accointances fâcheuses, ni respirer dans un milieu imprégné de microbes pathogènes. De là, à prendre la fuite, à abandonner les parents et les amis dangereux à fréquenter, il n'y a qu'un pas, et ce pas, ils le franchissent prestement, tout comme ils passèrent, dit-on, sur le corps des duchesses et des pauvres affolées du Bazar de la Charité, après les avoir préalablement assommées à coups de canne, pour se sauver plus facilement de l'incendie.

Ne les imitons pas et semons une dernière joie autour de nous, par nos encouragements, jusqu'à l'heure décisive, où on se voit obligé d'avouer son impuissance, de reconnaître qu'il n'y a plus rien à faire. N'ouvrons pas trop tôt la source des pleurs et ne provoquons pas prématurément d'insondables chagrins, chez ceux que la séparation va plonger dans un deuil éternel.

La nature nous donne une excellente leçon, en étendant comme un voile sur les esprits les plus lumineux, lorsque l'heure du couvre-feu approche ; elle berce l'agonie de somnolence, de radotages, et la transition de la vie au trépas

n'est généralement appréciable et pénible que
pour l'entourage. — Malgré les hoquets et les
révoltes apparentes de l'organisme, et sauf
quelques exceptions, c'est sans heurt et sans
secousses que s'éteint le flambeau et que la
nuit survient ; c'est peu à peu que la mort s'in-
sinue dans nos veines, comme un narcotique, et
aussi comme une délivrance !

FATUITÉ PATHOLOGIQUE.

La vanité humaine est incommensurable et ne perd jamais une occasion de se manifester. Elle s'enorgueillit même de ses propres infirmités, des déchéances de son organisme. On connaît la réflexion d'un de nos grands chirurgiens qui, après s'être extasié en termes emphatiques sur les dimensions d'un furoncle qu'il allait opérer, dit à voix basse, en souriant, à ceux qui l'entouraient : Ça flatte toujours le client !

Et le fait est que le patient, avec une satisfaction manifeste, avait pris une allure modeste, comme pour se défendre d'avoir été si remarquablement doué. Comme l'a dit Casimir Delavigne : Les sots depuis Adam sont en majorité !

C'est surtout dans les hôpitaux que les pauvres diables se rengorgent de leurs anomalies, de ce qu'il y a d'exceptionnel dans leurs affections et des beaux effets que la thérapeutique a produits sur leur état.

Dans la *Cité de Misère*, où les brumes dolentes de l'hôpital Saint-Louis, les désespérances et aussi les éclairs de joie des malades sont décrits d'une façon si pittoresque, l'auteur, Roger-Milès, fait allusion aux ruses des hospitalisés au moment de la visite, pour intéresser le chef de service et le retenir longtemps près d'eux : « Pour peu, dit-il, que le clinicien entre dans quelque démonstration un peu développée, c'est là pour celui autour de qui cette démonstration a été faite, un sujet d'orgueil et de fierté pendant toute la journée. »

Le voilà catalogué dans la catégorie des *beaux cas* ; c'est une supériorité, qui prend une importance extrême, si ce cas a reçu les honneurs du moulage et figure dans les vitrines du musée. — L'exposé en parlera longuement dans son entourage, lorsqu'il aura quitté la vieille maison de Henry le Grand ; il décrira avec minutie les précautions du chirurgien, s'extasiera sur la perfection de la pièce, qu'il tâchera de faire admirer à ses connaissances, en obtenant une carte d'entrée.

« Être un beau cas, écrit plus loin le même écrivain, au milieu de toutes les affections banales — banales parce qu'elles sont fréquentes

— qui encombrent les cliniques, c'est une grâce toute providentielle.

« Le beau cas, en effet, a une situation toute spéciale, non pas à l'hôpital, où on pratique, quoi qu'on en dise, une véritable égalité, mais vis-à-vis de lui-même ; il se crée des préoccupations qui le détournent de ses souffrances effectives ; il a pour son mal une sorte d'indulgent respect, qui est presque de l'amour-propre ; il est quelqu'un, il se distingue au milieu de tous les autres malades.

« Et cela est essentiellement humain. Écoutez plusieurs personnes qui s'entretiennent de leurs petites infirmités. Au lieu de cacher ses imperfections physiques, douleurs et accidents, chacune les étale au jour d'une minutieuse description ; chacune prend plaisir à exagérer ce qui est son lot, à transformer le moindre bobo en une affection caractéristique, s'efforçant ainsi de dépasser les souffrances du prochain.

« Et n'allez pas croire que ces mensonges inconscients aient pour but de surexciter la pitié ; ils sont nés, au contraire, d'un sentiment spécial, où le besoin de paraître et de s'imposer s'affirme jusque dans les circonstances les plus pénibles de la vie. »

Grande est aussi l'importance des convales
cents, des ressuscités, qui l'ont échappé belle, qui
ont failli faire connaissance avec la fosse commune ou l'amphithéâtre, lorsque l'assistance
publique leur accorde une quinzaine ou un mois
de séjour à la campagne, à l'asile du Vésinet ou
ailleurs. — Le temps de calme sérénité qui leur
est offert, où ils vont pouvoir boire de la santé à
pleins poumons, dans un milieu salubre, les
touche moins que le sentiment d'envie qu'ils suscitent. On est tout disposé à les considérer
comme des bourgeois rentés, partant pour leur
maison de campagne ou pour une ville d'eaux
quelconque.

La gloire du voyage et de la villégiature leur
donne tout de suite une certaine importance, en
leur faisant momentanément oublier les douleurs
passées, la triste époque où ils étaient presque
dégoûtés d'eux-mêmes. Plus de servitude, plus
d'amoindrissement, plus d'obligatoire résignation ; on est redevenu quelqu'un, on plane au-
dessus des voisins, qui ne sont pas encore sor-
tis d'affaire et qui n'auront pas la chance de s'en
tirer d'une façon aussi remarquable.

Alphonse Daudet a étiqueté cette vanité des

malades, qui les porte à exagérer leurs souffrances. Un petit infirme de Lamalou lui a
avoué son contentement, devant la sympathie
provoquée, la fierté de sa voiture, qui le faisait
différent des autres,

Il a observé attentivement la vanité chez les
enfants et chez les femmes. La naïveté de ce vice,
chez ces dernières, les lui faisaient envisager
comme des négresses étalant leurs verroteries.

Ces gens-là ne s'attendrissent plus que sur
eux-mêmes, et, poussant la logique de leur
égoïsme jusqu'au bout, ils en arrivent, lorsque
leur santé est rétablie, à tirer par comparaison
une nouvelle gloriole et de réelles satisfactions,
à la vue des douleurs et des plaies d'autrui. —
Ils se considèrent maintenant comme plus favorisés et plus veinards que ceux qui geignent
autour d'eux.

J'ai eu une cliente, ayant jadis subi l'hystérec-
tomie totale, et qui racontait en se rengorgeant,
à tous ceux qui l'approchaient, qu'elle n'avait
plus que « des boyaux dans le ventre ». — Elle
s'appesantissait avec complaisance sur les
moindres détails de l'opération et ne faisait grâce
d'aucun trait émouvant aux dames sensibles qui

consentaient à l'écouter, son visage s'illuminait lorsqu'elle parlait de son odyssée pathologique, au lieu de se sentir amoindrie par cette mutilation.

Il y a quelques mois, un confrère très honorable a failli avoir de grands désagréments, à la suite de la mort d'une de ses clientes. Deux mégères du quartier allèrent raconter au commissaire de police que cette pauvre femme avait succombé aux suites d'une opération inutile et dangereuse, opération qui leur avait été racontée par la patiente elle-même, quelques jours avant son décès. — Or, d'après l'enquête faite, il fut démontré que cette dernière s'était vantée, par orgueil, pour faire croire qu'elle avait échappé à un grand danger, alors qu'elle n'avait subi qu'un simple pansement.

La presse, trop avide de nouvelles à sensations, avait déjà criblé d'épigrammes l'auteur du scandale et, par contre-coup, le corps médical tout entier.

On a déjà beaucoup écrit sur l'état mental des ovariotomisées, sur les psychoses post-opératoires, et il a été prouvé que toute la série des accidents nerveux, des troubles mentaux, peut non seulement en dériver, mais être simulée ou exagérée par certaines neurasthéniques, qui jouent de la dépression intellectuelle et morale, soit pour se faire plaindre, soit pour ne pas rencontrer d'obstacles à leurs caprices.

Elles avaient déjà beaucoup de manies, étaient apathiques, irascibles, intolérantes ; elles s'autorisent de leur mutilation pour avoir plus de bizarreries de caractères qu'auparavant et devenir tout à fait insupportables.

On doit s'attendre à tout de leur part, comme de celle de certaines toquées, qui, par pure perversion ou par dégénérescence mentale, sont résolues à tous les sacrifices pour que leurs joies sensuelles ne soient pas troublées par des craintes de maternité.

Dans l'intérêt des familles et de la reproduction de notre race, il est donc à souhaiter que les ovariotomistes les plus en vogue ne considèrent la castration, surtout chez les jeunes femmes, que comme un pis-aller, auquel on ne doit recourir qu'après échec d'un traitement médical sérieux, ou l'impossibilité d'une temporisation conservatrice.

TROP DE MALADES !

> Le fleuve ne féconde plus, il engloutit ;
> Le flambeau n'éclaire plus, il consume !
> (V. Hugo.)

Comment, trop de malades, vous êtes-vous déjà écrié ; la plaisanterie vous paraît dépasser la mesure, car on se plaint de tous côtés, sur la Cannebière comme au pays de Rabelais. Le moment est donc mal choisi, pour venir nous dire ironiquement qu'il y a pléthore morbide et surabondance d'agonisants.

Tout doux, mes amis, un peu de patience ; je n'ai pas l'intention de vous donner une fausse joie, ni de vous faire venir intempestivement l'eau à la bouche. — Vous savez bien qu'on n'a plus d'argent, aujourd'hui, que pour spéculer ou se vautrer dans de crapuleuses orgies. Il ne s'agit donc pas de malades rémunérateurs, de vrais malades ayant un besoin immédiat de vos soins. — Je dirai même plus, pour persévérer dans mon affirmation aux allures paradoxales, c'est à votre dam que sévit l'épidémie actuelle ;

plus les cas pathologiques augmentent, plus les forces vives du pays s'amoindrissent et moins on songe à réclamer votre intervention.

C'est précisément parce qu'il y a quelque chose de pourri et de gangrené dans l'organisme national, que l'incurie a fait place à la confiance et que le septennat des vaches maigres menace de s'éterniser.

Vous voudrez bien reconnaître, je pense, que le corps social, dont le pouls est si agité, qui a si souvent la fièvre, est sérieusement atteint, qu'il est couvert d'ulcères, miné par les virus les plus perfides, désagrégé par les toxines les plus redoutables.

Nous portons en nous des germes puissants de destruction ; le pronostic le plus grave s'impose, si certaines opérations d'urgence ne sont pas pratiquées sans nouveaux retards, si un apport pressant d'énergies ne vient relever tant de détresse.

Contre le mal qui nous ronge, il faut des remèdes énergiques et non des palliatifs, et non d'anodines dilutions : — une révolution dans l'art de traiter la cachexie populaire s'impose, de façon à ce que les praticiens de pensée, de haute culture, reprennent enfin la place qui a été usurpée par des empiriques, par des infirmiers ignares et des sous-vétérinaires sans expérience.

Vous ne tarderez pas à partager mon pessimisme, si vous voulez bien promener votre lanterne autour de vous :

— De tout temps, la Justice fut plus ou moins accusée de raideur et de boiterie. Actuellement, elle est affaissée, chancelante, ne tient plus debout. Les influences les plus annihilantes paralysent ses intentions et stérilisent ses facultés ; c'est à peine si elle peut rendre quelques services, et non des arrêts ; elle inspire vraiment les plus vives appréhensions.

— Dame Vérité n'est guère mieux partagée ; elle éprouvait déjà bien des difficultés à se mettre en marche ; la voilà devenue massive, impotente, et tellement frileuse qu'on est obligé de la recouvrir avec les premiers oripeaux venus, réclames et affiches électorales, pour qu'elle puisse affronter les bises malsaines, qui, grâce aux zoïles, aux pharisiens, aux Tartufes de tout acabit, soufflent en bourrasque vers sa radieuse nudité.

— Le peuple a toujours eu de faméliques appétits; mais il est aujourd'hui atteint de la plus vorace des boulimies; il ne lui suffit plus d'être dans le fromage symbolique et d'avoir l'assiette au beurre à sa disposition; suggestionné par l'envie qui enfielle si aisément l'âme démocratique, il veut tout absorber, tout dévorer; il lui faut du sang, de la chair fraîche, des hécatombes innombrables. Et, circonstance aggravante, cette appétence morbide se complique d'une polydypsie, que les absinthes les plus violentes, les apéritifs les plus frelatés, ne parviennent pas à calmer. L'alcoolisme électoral le guette et l'accapare; plus il boit, plus il a soif, soif de déclamation, de pathos et de phrases creuses, soif d'exhibitions, d'arbitraire, de violence, de destruction. Rien ne le rebute, ni les duperies du cosmopolitisme, ni les fourberies de ceux qui l'exploitent, ni les sophistications de ses fournisseurs, ni l'impureté de l'eau de Seine ou de l'air municipal. L'ogre insatiable avale tout, pêle-mêle, sans contrôle et même sans trop d'indigestions ou de colère! — Mal lesté par un pareil régime, empoisonné par tant de toxiques, il ne peut évidemment penser et agir avec mesure, comme un citoyen pondéré qui suit une hygiène intellectuelle et physique vraiment irréprochable.

— Quant à nos gouvernants débiles et à courte vue, tous plus ou moins atteints de la folie des grandeurs, je suppose qu'on peut sans irrévérence, sinon sans tristesse, parler de ramollissement, d'encéphalite diffuse, de démence sénile. — C'est parce que leurs centres nerveux sont attteints de lésions chroniques, que les plus belles manifestations de la vie morale, les formes d'un idéal noble et élevé, leur sont devenues inintelligibles.

Étonnez-vous, après cela, qu'on ne respecte plus rien en France, ni le chef de l'État, ni son couvre-chef !

On serait presque tenté d'admettre, avec Taine, que l'homme normal est simplement moins fou que ceux qu'il appelle fous, que c'est un prétendu raisonnable, et qu'il ne vit pas assez longtemps pour devenir dément.

La pénible constatation de notre amoindrissement est mise en vedette par ce fait que le nombre moyen des admissions dans les asiles de la Seine a doublé depuis vingt ans. -- C'est même probablement parce que les établissements de Charenton et de Sainte-Anne ne suffisent plus à recevoir les déséquilibrés, qu'il y en a tant dans nos assemblées politiques.

— Il n'y a pas jusqu'à la jeune génération, qui ne soit malingre et prématurément exténuée. On se demande même si jamais ils ont été jeunes, ces éphèbes compassés, tant il y a peu de sève et de généreuses ardeurs en leur intellect.

Ils paraissent indifférents à tout, rien ne les émeut, ni les injustices les plus révoltantes, ni les violences les moins justifiées, ni les félonies les plus honteuses, ni les accès de rage persécutrice d'une poignée de sectaires.

Ils ont même peur de la société des femmes et des jeunes filles : La royale Hélène a beau leur chanter avec ses accents les plus voluptueux :

Il nous faut de l'amour,
N'en fût-il plus au monde !

ils ne sont nullement tentés de donner la réplique et de répondre en chœur, avec un imposant ensemble. La galanterie française n'existe plus ; c'est un mot vide de sens. Bien plus, on a renoncé à faire des enfants, ce qui n'avait pourtant rien de désagréable ni de difficile.

Ces jouvenceaux caducs apportent, dans leurs passions, un laisser-aller et une vulgarité complète, préférant l'assouvissement immédiat et les grossières étreintes des maritornes de brasserie, aux élégances raffinées, à l'atticisme affriolant, qui font le vrai charme du plaisir et en excusent les entraînements, dans une certaine mesure. — Le culte de la beauté, correctif et justification de bien des fredaines, n'a rien à voir avec leur dépravation précoce. Celle-ci est d'ailleurs soigneusement entretenue par tout ce qui peut abrutir et détraquer, pornographie outrancière, exhibitions et poses plastiques, dessous suggestifs, publications aphrodisiaques, etc.

Les neveux de Perdican n'aiment plus ; c'est à peine s'ils savent badiner avec l'amour ; cela confine à l'impuissance de certains barbons, qui ont besoin des stimulants les plus énergiques, pour ranimer les anciennes flambées de jeunesse.

Je suppose que c'est cette désagrégation universelle qui a permis aux Anglais de croire qu'ils étaient capables de ne faire de nous qu'une bouchée... à la reine !

— Il me serait facile de m'appesantir plus longuement sur les maux publics et d'accumuler de nouvelles preuves. Sans chercher, ailleurs que dans notre propre corporation, je pourrais dénoncer bien des indices graves. Croyez-vous que le cambriolage de l'hôpital Beaujon et ce qui se passe aux concours de l'internat, ne dénotent pas des fêlures bizarres ?

Mais j'aime mieux jeter un voile discret sur nos propres misères, qu'il est toujours prudent de ne pas ébruiter, ou dont il est préférable de ne pas reparler, lorsque la presse s'en est déjà emparée, pour les exploiter contre notre influence.

Nous avons besoin, en effet, de conserver notre prestige et notre sang-froid, non seulement pour continuer à venir en aide à ceux qui souffrent et veulent vivre, à ceux qui croient encore à la thérapeutique et nous attendent avec espoir, mais encore pour utiliser la médication des maladies de l'âme, pour purifier, panser et atténuer dans la mesure du possible les plaies de mauvaise nature que je viens de signaler.

Les nations sont guérissables comme les individus, surtout lorsqu'elles ne se résignent pas à leur amoindrissement.

Les consultations et les ordonnances n'ont d'ailleurs pas fait défaut : un certain nombre de guérisseurs, après avoir substitué au fer rouge la malice aiguisée de leur plume, ont essayé, par le livre et le théâtre, d'opposer l'asepsie des bons exemples, les révulsifs de la raillerie ou de l'indignation, non seulement à la pourriture parisienne, mais à la poussée de corruption générale. Ils ont cherché à renouveler l'air dans ce milieu délétère, où languissent les anciennes vertus gauloises. Ils ont brûlé du sucre et versé du chlore sur toute cette putréfaction.

Le docteur Lavedan, en particulier, malgré ses dehors de médecin mondain et l'apparente légèreté de son humeur, a su découvrir des lésions graves sous les épidermes les plus rassurants d'aspect. Derrière les plus belles façades d'honneur et d'austérité, son scalpel a rencontré des simagrées conventionnelles, un relâchement universel des mœurs, l'hypocrisie, la vénalité, un contraste odieux entre la valeur représentative de certaines personnalités et leur lamentable médiocrité, le dénûment intellectuel et moral des priviligiés de la naissance et de la fortune, etc., etc.

Sa pathologie descriptive dérive des Spartiates, qui exhibaient des ivrognes pour inspirer le dégoût de l'ivrognerie. Ses procédés opératoires, tout à fait *nouveau jeu*, ont non seulement pour but de garantir les organismes sains, d'inspirer la répulsion et l'effroi pour les accidents contagieux du voisin, mais encore de relever les fêtards, de les soutenir dans leurs défaillances, de les pousser dans la voie de la régénération.

Mais, hélas, ces fantoches sont peu susceptibles de se réformer et de guérir ; il sera bien difficile de les empêcher de périr de leurs misères et de les conduire jusqu'à la convalescence.

Soit qu'il ait manqué d'énergie ou de conviction, notre académique Hippocrate n'est parvenu jusqu'ici qu'à faire rire ses malades, devant l'attristant spectacle de leur propre dissolution. Ils n'ont pas su ou pas voulu se reconnaître, et, par suite, n'ont pas modifié leur régime moral, n'ont pas bénéficié de la douche, qu'on avait tenté de leur administrer.

Pouvons-nous espérer être plus heureux, avoir

des recettes plus efficaces ? Le professeur Debove nous l'a affirmé, en terminant ainsi qu'il suit, devant un auditoire d'étudiants, une de ses leçons sur le fléau de l'alcoolisme : « Vous serez médecins, vous vous répandrez par toute la France, vous agirez sur la santé publique et même sur la santé morale, par vos prescriptions et vos conseils. Si vous êtes bien convaincus des dangers que je me suis efforcé de vous montrer, si vous prêchez la sobriété par vos paroles et par vos actes, vous pouvez contribuer puissamment à changer l'opinion publique et à sauver ce pays, auquel l'alcoolisme fait courir le plus grand danger qu'il ait jamais couru. »

Je souhaite ardemment que cet horoscope puisse se réaliser, que les médecins, par la parole, par l'exemple, par la droiture de leur vie, la correction de leur attitude, l'indépendance de leur pensée et de leurs allures, parviennent à conjurer le mal et à triompher de tous les germes de déchéance qui nous menacent.

Ce faisant, malgré l'ingratitude dont ils sont coutumiers, ils auront encore une fois bien mérité de la patrie.

Mais qu'ils le sachent bien, à d'aussi grands

maux, il ne s'agit pas d'opposer de petits
remèdes ; il ne s'agit pas surtout d'imiter la conduite de M. Purgon contre l'infortuné Argan,
lequel n'était nullement un malade imaginaire,
mais un névropathe renforcé, vraiment digne
de pitié. Au lieu d'être débilité, il aurait eu
besoin de fortifiants et de suralimentation. Nos
contemporains réclament aussi des élixirs d'une
énergie exceptionnelle, capables de les raffermir,
de les retremper, de rendre un peu de tonicité à
leur civisme, plus qu'anémié, comme à leur
personnalité déliquescente !

MORALE SOCIALE ET FRATERNITÉ HUMAINE

Fiat lux!

Je vous en préviens, c'est presque un sermon qui va suivre. On nous reproche assez de ne pas aller entendre les orateurs sacrés ; prêtons-leur l'oreille exceptionnellement ; une fois n'est pas coutume. Il s'agit des conférences faites à Notre-Dame par Mgr d'Hulst, durant le carême de 1896. Une personne pieuse de ma famille a insisté pour que je les lise, ce que j'ai fait, n'étant pas intolérant, et je ne crains pas d'avouer que j'y ai trouvé plaisir et profit, quoique sur certains points, je sois en complet désaccord avec le commentateur des doctrines catholiques.

C'est ainsi que je me révolte énergiquement, lorsque à propos de la pratique médicale qui consiste, dans un accouchement, à sacrifier l'enfant pour sauver la mère, il vient nous opposer le *non licet* des théologiens moralistes : « On a beau dire, écrit-il, que la vie de la mère est la plus précieuse ; cela ne donne pas le droit de supprimer l'autre. Autre chose est de laisser mourir deux personnes, autre chose d'en tuer une. Dieu ne nous demande pas compte des morts que nous n'avons pas pu empêcher ; il ne nous permet pas de prévenir la mort naturelle de l'un par la mort violente et voulue de l'autre. Laissez mourir deux vivants, si vous ne pouvez en sauver un sans crime, mais n'en tuez aucun, parce que vous n'avez pas de droit sur sa vie. »

A ce compte-là, le docteur Laporte aurait dû se croiser les bras et rester inerte. Évidemment, il se serait épargné bien des désagréments ; mais d'après la morale acceptée par la presque totalité des praticiens, et que nous revendiquons hautement, quoiqu'elle soit en désaccord avec les jugements du Saint-Office, il aurait alors gravement manqué à son devoir.

Mgr d'Hulst nous dit que c'est une thèse qu'on ne doit pas soutenir : « Toutefois, ajoute-t-il, elle paraît si acceptable à bon nombre d'hommes consciencieux et chrétiens, que la bonne foi doit être admise chez plusieurs, s'ils ne connaissent pas les décisions du Saint-Siège. »

Grand merci pour votre tolérance, dont nous n'avons que faire; nous continuerons à sauver chaque fois que ce sera possible, fussions-nous exposés aux anathèmes les plus terribles, au lieu de pouvoir compter sur une sorte d'absolution et de brevet de droiture, donnés à contre-cœur.

Cette petite querelle préliminaire vidée, j'aurai plus de satisfaction à puiser à tort et à travers dans les enseignements de ce beau volume. — Je commence par prévenir mes confrères que l'écrivain n'est pas tendre pour ceux qui se confinent dans le célibat : « Lorsque celui-ci n'est pas la forme sublime d'un sacrifice offert à Dieu, il ne doit être qu'un accident dans la vie humaine. Quand le célibat est voulu, sans être voulu pour Dieu, lorsqu'il ne correspond pas à une abnégation méritoire, à un admirable dévouement aux autres, il est à craindre qu'il ne représente qu'une forme de l'égoïsme, un abri derrière lequel viendront se cacher bien des vices. »

Je n'aurais même pas été fâché de voir le conférencier risquer quelque grosse semonce contre les coureurs de dot, qui épousent un magot à cause de son magot, ce dont ils ont toujours à se repentir, car si le médecin panse, sa moitié dépense toujours en proportion de ce qu'elle a apporté. — Il n'y a que sa disgrâce qu'elle conserve et augmente encore, avec les années.

Mais j'ai hâte de parler de solidarité humaine, d'invoquer le beau précepte : « Aimez-vous les uns les autres! » — Il est digne et sage d'élever l'amour des autres au niveau de l'amour de soi. Bienheureux les miséricordieux, parce qu'ils obtiendront miséricorde! — Pardonnez et vous serez pardonnés.

Comme il serait utile de rappeler fréquemment ces excellents conseils aux divers membres de notre grande famille, de les faire pénétrer dans ce champ clos de la conscience où le bien et le mal se livrent un éternel combat, afin d'introduire dans cette corporation désolée par la lutte pour la vie un ferment de charité, afin qu'elle ne persiste pas « à projeter loin d'elle, dans les flottantes perspectives d'un rêve, l'espoir de son ascension vers la justice et vers l'amour ».

Je lis plus loin :

« L'orgueil, l'envie, la cupidité, sont les foyers où s'enflamme la colère, où s'allume la haine, où s'alimentent la rancune et la vengeance. »

Est-ce que ce passage ne peut pas être appliqué à bien des concurrents, qui ne peuvent souffrir de rival ni dans l'honneur, ni dans la possession, ni dans l'usage? « ... Chacun veut tout pour lui, aucun n'abdique, c'est le conflit organisé, la terre transformée en un champ de bataille, où vont se heurter les ambitions contraires. — Pauvre fraternité humaine, que vas-tu devenir? Je n'aperçois plus que des frères ennemis. — Argent, dignités, voluptés, autant d'enjeux que se disputent, dans une bataille sans trêve, d'implacables antagonistes. Le philosophe assiste, surpris et attristé, à ces meurtrières rencontres. Pourquoi vous haïr? crie-t-il aux combattants. N'êtes-vous pas des frères? — Hélas! il devrait savoir qu'ils sont, avant tout, des orgueilleux. Ils sont aussi des envieux. De là une malveillance universelle, un désir permanent de nuire, de dénigrer, d'abaisser. L'amertume que distillent ces cœurs empoisonnés déborde dans leur langage, dans leurs regards, dans leurs actions, inspire la médisance et la calomnie, les desseins pervers, les basses représailles ; et, tandis que ces misérables cherchent leur triste bonheur dans l'infortune des autres hommes, ils sont eux-mêmes les plus malheureux de tous les hommes. »

Ce tableau est-il assez éloquent, assez complet ? — Met-il assez à jour nos fâcheuses tendances ? Devrait-il assez nous dégoûter de « l'âpre appétit de la vengeance, des frémissements de la haine, de l'ivresse fumeuse de la colère », calmer enfin les tempêtes déchaînées par la passion et engendrer l'apaisement ?

Réclamer cet effort et envisager la victoire comme possible ; recommander une hygiène morale plus saine, prêcher le calme, la mansuétude aux tempéraments irascibles, redire après le sage *amice, ascende superius*, ne sauraient constituer une preuve de naïveté. — Comme c'est de notre union que jaillira notre force, son heure viendra sûrement, et elle portera des fruits de vie.

Il ne sera pas superflu non plus de répéter, avec le conférencier, que la cupidité « fait prendre des habitudes qui émoussent le sens délicat de la probité ; qu'elle engage une conscience, jusque là intègre et sévère, dans une voie de compromis et d'équivoques. Qu'est-ce qui a manqué le plus, depuis vingt ans, sinon le sentiment des responsabilités morales que les profits illicites accumulent sur certaines têtes. La richesse, si on l'isole de la morale, corrompt plus qu'elle ne civilise. — Il ne faut pas que les convoitises prennent trop d'avance sur les satisfactions possibles et fassent violence à la société pour obtenir d'elle plus qu'elle ne peut donner.

« ... La vie est un entrecroisement de jalousies, qui prouvent que chacun est mécontent de sa part et rêve du jour où il lui serait donné d'emprunter celle de son semblable, occupé de son côté à lui envier la sienne. — Voyez même ceux que tout le monde envie, ceux dont on paierait bien cher la condition, si l'on pouvait l'acheter, et allez les interroger. Dans une heure de sincérité et d'épanchement intime, ils vous diront qu'ils ne sont pas heureux, que cette richesse dont on est jaloux ne leur procure le plus souvent qu'ennui et dégoût ; que les plaisirs ont perdu leur saveur ; surtout que les honneurs, avec les soucis qu'ils entraînent, avec les responsabilités qui leur font cortège, avec les inimitiés qu'ils suscitent, avec les rivalités qu'ils provoquent, avec les calomnies qu'ils déchaînent, que tout cela est saturé d'amertume, et qu'il leur arrive quelquefois à leur tour d'envier la condition des humbles et de se mettre en parallèle avec les déshérités. »

Puisse cette déclaration donner un peu de courage aux médecins de nos campagnes, dont le sort pourrait ne pas apparaître comme bien enviable, si leur destinée n'était pas singulièrement agrandie et relevée par l'accomplissement de leurs devoirs professionnels. — Comme eux, les plus favorisés ont aussi des déboires et des tribulations, malgré des compensations qui sans doute ne sont pas à dédaigner, mais qui ne suffisent pas à les satisfaire complètement, à leur donner une sérénité sans nuages.

Voici quelques belles pensées, qui valent d'être citées :

Il n'est pas permis d'établir sa vie sur le néant, sur le vide, sur l'oisiveté, sur l'absence d'obligations.

— Si les jeunes gens étaient formés à des mœurs plus sévères et plus viriles, ils apporteraient avec eux dans le monde les mâles vertus, dont notre société sent si cruellement l'absence.

— Ce n'est point assez de sauver les apparences, de se mettre en règle avec l'opinion, ni même avec le gendarme ; il faut encore être irréprochable devant la conscience. — Le seul moyen qui nous reste d'échapper aux rigueurs du jugement futur, c'est d'être aujourd'hui contre nous-mêmes des juges intègres et sévères. — Pensez à ce jour-là et vous aurez moins pitié du voleur que la sanction humaine a su atteindre que de celui qu'elle a épargné ; moins pitié du truand qui a forcé des tiroirs que du monteur d'affaires qui a drainé des capitaux ; du chef de bande qui a rançonné des voyageurs que du malfaiteur décrié qui a édifié une scandaleuse fortune sur la ruine des petits et des humbles.

Un dernier trait à glaner à l'adresse de nos bons amis, les représentants de Thémis : « Vous êtes magistrat, vous devez la justice à tous sans acception de personne. Oh ! je sais bien que vous n'avez pas vendu pour argent comptant vos sentences. Mais ne vous est-il pas arrivé d'en peser les conséquences, moins au poids de l'équité qu'au poids de vos intérêts : avancement, faveur du pouvoir, contentement d'une personne aimée, que sais-je ? — moins encore : vous avez négligé de vous instruire. Vous vous êtes élevé par l'intrigue à un siège trop haut pour votre mérite ; ou, si le savoir professionnel ne vous manque pas, c'est l'attention, le sérieux, l'application au travail qui vous font défaut. Vous êtes juge à vos heures, homme de plaisir le reste du temps. Vous parcourez d'un regard superficiel des dossiers qui avaient droit à vos veilles. Vous écoutez d'une oreille distraite des plaidoieries qui devaient éclairer votre religion. L'heure est venue de rendre une sentence d'où dépend l'honneur ou la fortune d'un citoyen. Oh ! alors, je le reconnais, vous faites de votre mieux ; mais ce mieux ne vaut rien, et cela par votre faute. Par votre faute aussi, le jugement est inique. vous statuez peut-être en dernier ressort devant les hommes. Mais la cause juste qui succombe a recours contre vous devant Dieu, et je vous plains si vous n'y pensez qu'au dernier jour ! »

Je parierais bien que le compère Bertulus n'a pas eu connaissance de ce passage ni de celui qui concerne la réparation des torts causés ; si vous avez une belle écriture, cher lecteur, copiez ce fragment et envoyez-le-lui. — Cette leçon, qui ne lui coûtera même pas un fromage, lui sera peut-être profitable !

LES MÉDECINS LITTÉRATEURS

Sursum corda !

Il est de tradition de ne pas prendre au sérieux les médecins qui utilisent leurs loisirs en s'occupant de littérature, surtout ceux qui taquinent la muse, cultivent le sonnet et ne reculent pas devant le classique alexandrin. — Avec la niaiserie malfaisante des opinions préconçues, on prend un sourire narquois, pour parler de leurs élucubrations. C'est si vieux jeu, et les Costard de toute marque veulent déguster de l'inédit. Naguère encore, à la fin d'un dîner, un des convives faisant allusion à un de ses confrères, que j'ai le regret de ne pas connaître, disait de celui-ci : Certes, c'est un brave garçon et un digne praticien; il n'y aurait rien à dire sur son compte s'il n'avait pas le faible de faire de la poésie.

Je ne pus m'empêcher de protester et de déclarer à mon tour que le travers me semblait fort excusable, si surtout la production était passable; mais fut-elle même mauvaise ou de qualité infime, elle pouvait encore se justifier. — Ce délassement intellectuel vaut bien après tout les discussions politiques et les interminables parties d'écarté ou de bézigue, devant des bocks de qualité plus défectueuse encore que la versification ci-dessus vilipendée.

Loin de mériter un blâme ou une critique, il est au contraire digne d'éloges ce lettré, qui, au lieu d'aller s'abrutir dans un caboulot, en compagnie de quelques électeurs mal embouchés, reste au coin de son feu, entouré d'une affection enveloppante, et fait appel à l'inspiration pour égayer ses soirées d'hiver. — N'est-ce pas un spectacle touchant que de le voir courir après une rime rebelle, pendant que le chat ou bébé ronronnent, perdus aussi dans quelque songerie? — Il fait preuve de vitalité, de jeunesse, en cherchant à marcher sur les traces des bons auteurs, qui, jadis, bercèrent nos illusions. — Peu importe qu'il ne soit qu'un disciple maladroit, s'il est heureux de ce fait, s'il rend heureux l'auditoire peu difficile qui l'entoure, et cet autre non moins indulgent des vieux amis, des clients fidèles, dont un couplet de bienvenue ou une chanson de circonstance célèbrent le retour, ou les anniversaires qu'on ne saurait oublier.

Il ne faudrait pas se figurer, du reste, que Pégase soit toujours rétif à nos confrères et que ceux-ci ne recherchent pareille distraction que faute d'occupations plus absorbantes. — Je connais des médecins accablés par la clientèle qui trouvent moyen de faire la part des saines distractions, même après une journée laborieusement remplie et qui surtout utilisent leurs vacances pour sacrifier à leur péché mignon, qu'ils ont bien raison de préférer à la pêche à la ligne ou au jeu de bouchon.

Je pourrais citer un des médecins les plus estimables et les plus éclairés de Neuilly, qui ne revient jamais de sa villégiature annuelle en Périgord, sans en rapporter des cahiers de récits poétiques, aussi bien pensés que lestement troussés. — Rien ne le repose, raconte-t-il, comme de laisser courir sa pensée sur le papier, devenu un confident, un associé intelligent de sa vie, et de produire sans peine, au gré de sa fantaisie, de charmantes bluettes, qui font la joie de tous ceux qui ont l'occasion de les lire ou de les entendre. Ah ! il n'y met pas de prétentions, cela coule de source comme les ordonnances qu'il distribue par milliers, le reste de l'année, et la source est aussi fraîche qu'intarissable.

Je connais pas mal d'autres confrères et des plus occupés qui ont aussi ce ridicule et, chose plus grave, qui ne sont nullement disposés à s'en corriger. — Les plaisanteries et les haussements d'épaules des Béotiens et des ignares les touchent fort peu.

De même que nombre de femmes intelligentes aiment à livrer un peu de leur âme à leurs intimes, sans aller jusqu'à l'abandon complet, les médecins-poètes, sans aspirer aux honneurs du Parnasse, ont aussi plaisir à abandonner le meilleur de leurs pensées à leur entourage, à confier à ceux qui les approchent le disponible de leur esprit et le trop plein de leur cœur.

Qui n'a éprouvé, une fois ou l'autre, l'impérieux besoin d'ouvrir ses bras, de s'épancher, de raconter même au premier venu ses sensations, ses rêves ou ses espoirs ? Quand on est jeune et que l'univers entier semble nous sourire sur les lèvres de la femme aimée, ne voudrait-on pas crier sa félicité à tous les échos, jusqu'à en devenir aphone, ou la célébrer avec toute la magie de style des plus grands maîtres?

Heureux ceux qui conservent le goût exalté des belles choses et une verdeur d'impressions assez grande pour ne pas perdre, même à l'âge de la maturité, lorsque l'esprit tend à s'éteindre et l'âme à s'engourdir, cette surabondance de sève, qui permet d'animer ses songeries et de leur donner une forme exquise.

Que ce soit un bibelot fragile, artistiquement ciselé, ou un peu de fumée sans consistance, mais ayant son arome particulier, comme certains tabacs d'Orient, c'est toujours ça d'emprunté à l'idéal, de conquis sur la prose qui nous entoure.

Ah! il fait bon de réagir et de s'élever bien haut, le plus haut possible, selon les aides dont on dispose, loin de nos boues et de nos pestilences, à l'abri des hypocrites et des agioteurs, de respirer en des régions plus sereines et plus pures, de s'alléger enfin des soucis habituels, des préoccupations matérielles de tout ordre, qui nous enlisent dans les sables mouvants de la réalité.

Heureux, je le répète, ceux qui peuvent encore voir la vie en rose, ceux qui ont des oreilles assez complaisantes pour distinguer le chant du rossignol, malgré les aboiements des dogues qui attendent leur pâture et les beuglements des bêtes de proie qui se préparent à la curée.

Dans une pièce de Richepin, intitulée *Papillons et poètes*, un Mentor conseille à des papillons imprudents, lassés du miel et désireux de voir du nouveau, de rester au ras des sillons, au lieu de se risquer tout petits sur les vagues amères de la mer grande

> Où les rayons miroitants
> Font éclore le printemps,
> Dans un jardin de chimères.

Et les volages de lui répondre :

> Qu'importe, si nous croyons
> Aux fleurs de qui ces rayons
> Dorent la belle imposture !
> Dût-on ne point les saisir,
> N'est-ce pas encore plaisir
> Que d'en risquer l'aventure ?

Et l'ennuyeux raisonneur qui voulait mettre sur leur caprice l'éteignoir d'avis moroses est obligé de convenir qu'ils ont raison.

Respectons donc les goûts de chacun et ne cherchons pas à substituer notre prétendue sagesse à celle d'autrui : Quel est au fond le sage ou le fou, de celui qui ne lève jamais la tête en haut, ou de celui qui ne perd jamais une occasion de s'affranchir, de prendre son essor vers les régions sereines de l'idéal, de l'infini ?...

. . . .

On ne saurait demander aux médecins de se consacrer au culte des belles-lettres avec autant de zèle que l'homme destiné à briller dans la presse, dans le monde, dans les luttes du barreau, ou à la tribune de nos assemblées ; mais une certaine culture lui est nécessaire, pour ne pas paraître inférieur, lorsqu'il se trouve dans un milieu relevé, où plane la pensée. Cela donne les pâles couleurs à l'esprit, de ne pas se plaire aux solides lectures, a dit depuis long-temps Mme de Sévigné, laquelle, d'après Sainte-Beuve, lisait tout et lisait bien.

Évidemment, au lit du malade, le médecin ne puise pas ses moyens d'investigations dans ses connaissances littéraires ; mais il acquiert plus d'autorité, s'il sait s'exprimer avec une certaine habileté, si sa conversation est choisie, son commerce agréable, ses écrits bien rédigés.

Vous savez tout aussi bien que moi que plus d'un de nos maîtres a présenté de fâcheuses lacunes à ce point de vue. — Les cours de plusieurs d'entre eux auraient singulièrement gagné à être enguirlandés de toutes les fleurs de notre belle langue française. Que d'ouvrages, d'une valeur réelle au point de vue scientifique, sont écrits de façon déplorable, avec des erreurs de syntaxe et une lourdeur somnifère, qui les déprécient au point de les rendre illisibles. — Évidemment, leurs auteurs ont trop pris au pied de la lettre l'affirmation qui prétend qu'étudier la vie et la souffrance, c'est aussi faire ses *humanités*.

Ce fut le côté faible de Péan, et on a pu sans injustice, à l'occasion de sa mort, faire un fâcheux parallèle entre sa maestria chirurgicale et sa faiblesse oratoire.

Voici un passage le concernant :

« De sa voix épaisse, qu'il n'avait su débarrasser de l'accent campagnard, il prononçait des phrases mal bâties où le savant trouvait des ignorances extrêmes, où le lettré relevait des constructions bizarres, où souvent personne ne comprenait rien, même pas l'orateur sans doute. »

Un autre journaliste a dit de lui : « Son style est incorrect, diffus, sans bonheur d'expression. Il ne trouve pas, comme Lassègue, la beauté limpide et élégante du verbe médical. Il paraphrase les manifestations techniques en des termes hésitants, impropre, péniblement exprimés. C'est un gauche, je dirais presque un timide, qui ne reprend son aplomb et son audace que le fer en main. »

En revanche, qui ne se rappelle avec plaisirs les leçons de Trousseau, de Lassègue, de Ball, etc., qui joignaient à leur *faconde* oratoire un choix heureux d'images et d'expressions, un souci constant de la forme, dont la séduction continue à s'imposer et, heureusement, a trouvé des imitateurs. En effet, parmi nos contemporains, parmi les jeunes, on en voit encore qui parlent et écrivent avec charme, que l'on a plaisir à lire et à entendre, même dans les sujets les plus arides.

L'enseignement n'est sans doute que le lot du petit nombre, mais en revanche que de médecins occupent une faction publique, sénateur, député, conseiller général ou d'arrondissement, maire, délégué contonal, administrateur d'un hospice, etc. Il n'y en a presque pas qui ne soit appelé un jour ou l'autre à écrire dans un journal, ou à prononcer un discours, dans un banquet, une distribution de prix, un comice agricole, une fête de bienfaisance, un enterrement, etc. S'il ne sait pas rédiger son speach, si après l'avoir laborieusement échafaudé, en termes indignes de l'Académie, il le débite encore en bafouillant, en mangeant sournoisement la moitié des mots et des périodes, il sortira certainement amoindri de cette petite épreuve, après avoir fourni à ses adversaires, toujours à l'affût, une belle occasion de le tourner en ridicule.

Comme il serait pourtant facile, en s'y exerçant de bonne heure, de prendre un réel ascendant sur ses concitoyens. Il n'est pas nécessaire pour cela d'être un phénix, d'avoir du sang de Cicéron dans les veines, puisque chez les aveugles les borgnes sont rois. — Pour séduire et entraîner quelques paysans, pour les conquérir à une bonne cause et les faire marcher hors des sentiers battus de la routine, pas n'est besoin d'être un grand orateur. Quelques bonnes raisons, bien présentées, mises à sa portée, suffiront pour agir sur le gros bon sens de Jacques Bonhomme.

Mais nos confrères de la campagne se laissent tellement aller, malgré les loisirs démesurés dont ils disposent parfois, qu'ils renoncent même à faire leur propre comptabilité. C'est une affaire pour eux d'écrire une lettre, et, à plus forte raison, de rédiger une observation, de publier un cas curieux de leur pratique. — Que de trésors perdus, à cause de cette apathie, de ce manque de confiance en soi-même. Tout médecin, au bout de quelques années, a été témoin de faits pathologiques, ou de résultats thérapeutiques, qui demanderaient à être divulgués. On le sent, on le dit, en racontant de vive voix les cas spéciaux dont on fut témoin ; mais dès qu'il s'agit de prendre la plume, d'aller de l'avant, de faire revivre ses conceptions sur le papier, c'est une désertion complète ; il n'y a plus personne. De crainte de mal exposer la cause, ou de lâcher quelque interprétation peu scientifique, on préfère s'abstenir et se rouiller encore davantage.

C'est la même appréhension qui fait que les appels réitérés du Concours restent si souvent sans réponse. On a beau rappeler aux intéressés qu'ils doivent envoyer une pièce importante et se mettre en règle, dans un délai déterminé, pour bénéficier des avantages de telle ou telle association dont ils font partie, ils remettent toujours leur réponse au lendemain, ce terrible lendemain inventé par les paresseux et les indifférents pour ne pas payer le jour même leur tribu aux nécessités sociales, comme si nous étions éternels.

Nos confrères ruraux auraient cependant bien des occasions de s'orner l'esprit, et, par ce travail réparateur, je devrais dire sauveur, de remplir agréablement les heures, durant les longues soirées d'hiver et les interminables journées de désœuvrement, lorsque la pluie fait rage et que le mauvais temps les empêche de faire des visites.

Le commerce des auteurs d'élite, ceux qui représentent une sorte de cordial, de spécifique, les aiderait à patienter , tout en leur faisant oublier et la tourmente qui sévit au dehors et l'enfer des pleurs, qu'ils côtoient constamment.

Rien ne vaut ce quinquina moral, lorsque l'âme est presque désemparée, prête à subir l'influence des choses extérieures : Voilà le rayon de soleil, qui, à défaut d'autre, pourra vous réchauffer et vous permettre de reprendre, le lendemain, sans amertume ni décadence, le collier professionnel.

Deux compagnes vous y aideront encore, l'espérance aux ailes déployées, la charité aux mains toujours ouvertes : Quel précieux dédommagement aux déceptions d'une existence forcément restreinte, au milieu d'un troupeau d'êtres inférieurs et vulgaires, en qui on pénètre si difficilement, qui exécutent même à rebours les ordonnances qu'on leur laisse. Sans quelques échappées périodiques vers l'idéal, sans un beau rêve à bercer sous l'égide des grands esprits, qui font l'honneur de notre nation, il n'y aurait pas moyen d'y résister.

Il n'y a que les individus mal affinés, d'une mentalité plus que secondaire, qui se contentent uniquement des satisfactions matérielles, des joies grossières de la table et des sens. — Pour éviter la détresse intellectuelle, qui vous empêcherait d'aller jusqu'au bout du sillon, vous

avez mieux à faire, c'est de vous assimiler tout
ce qui contribuera à développer votre puissance
cérébrale et de n'avoir que mépris ou indifférence pour ce qui n'est pas Beauté ou Bonté !

LA MISANTHROPIE D'ALCESTE

Question de diagnostic.

Malgré tout ce qu'on a déjà écrit sur son compte, qu'il me soit permis à mon tour d'ergoter sur le bizarre héros de Molière, toujours de mauvaise humeur, sans cesse à maugréer contre ceux qui l'approchent. — Certes, il y a fort à dire sur le manque de sincérité, qui préside aux relations sociales ; mais, puisqu'on sait à quoi s'en tenir, ne vaut-il pas mieux en rire et rester sur ses gardes, que se désoler en phrases ampoulées comme le fait Alceste :

> Je ne trouve partout que lâche flatterie.
> Qu'injustice, intérêts, trahison, fourberie ;
> Je n'y puis plus tenir, j'enrage, et mon dessein
> Est de rompre en visière à tout le genre humain.

Cette tirade est évidemment exagérée, et Philinte a bien raison de lui dire que ce chagrin est un peu trop sauvage, qu'il devrait excepter quelques mortels de son aversion, qu'il faut faire grâce à la nature humaine et voir ses défauts avec douceur. Eh ! morbleu, il n'y a pas seulement, de par le monde, des hommes de bien et d'honneur, à la façon de Turcaret, lequel aimait fort le bien des hommes et l'honneur des femmes.

Lorsqu'il a perdu son procès, il pourrait en appeler, faire casser l'arrêt, mais il préfère subir cette iniquité sans se plaindre, pour avoir le droit de pester contre la perversité et la sottise universelles. — Aussi, Célimène, qu'il voudrait confiner dans la solitude, loin de la ville, a bien raison de le laisser se morfondre tout seul dans le désert rêvé,

> Où d'être homme d'honneur on ait la liberté.

Cet irascible et grincheux personnage, dont les emportements sont disproportionnés, qui poursuit de la même haine fautes graves et peccadilles, compte de nombreux descendants dans notre monde médical. — Il fait songer à certains confrères... sans humilité, qui suspectent sans cesse la droiture de leurs voisins, ne cessent de les charger, de crier contre leur manque de correction et la dépravation ambiante. A les entendre, eux seuls auraient toutes les vertus et suivraient la ligne droite, eux seuls seraient austères, irréprochables, infaillibles et parfaits.

Les vitupérations de ces justiciers, au rictus d'ambitieux déçu, tiennent le plus souvent à ce qu'ils ont moins bien réussi que le prétendu charlatan qu'ils cherchent à discréditer, ce mécompte les empêchant de mener le train que leur fatuité avait rêvé.

Dès l'antiquité, Pline le jeune a cloué au pilori ces faux Caton, ces éternels contempteurs :

« Ils ignorent que la douceur est ce qui sied le mieux, même à ceux qui n'ont pas besoin d'indulgence. Le meilleur et le plus accompli des hommes est celui qui pardonne à tout le monde, comme si, tous les jours, il péchait lui-même et qui s'abstient de pécher, comme s'il ne pardonnait à personne. Ainsi, dans toute la conduite de notre vie publique et privée, ayons pour principe constant d'être inexorables pour nous-mêmes, cléments et généreux pour les autres. »

Mais revenons à Alceste, qui, sous prétexte de franchise et d'horreur du mal, tourne toute l'humanité en ridicule. — C'est le propre des gens qui ont l'estomac et le foie malades de voir

ainsi tout en noir et d'exagérer les tares du prochain ; on les a catalogués sous l'étiquette d'hy-
pocondriaques ; le moindre coup d'épingle les
exaspère, la moindre indigestion leur est fatale.

Molière avait 44 ans lorsqu'il fit cette peinture
du plus aigri des cœurs.

Sa santé fut toujours chancelante ; mais on
peut supposer qu'en dehors de la douloureuse
mésaventure de son mariage et de ses justes
motifs d'être jaloux, son âge et l'état de son tube
digestif contribuèrent à augmenter son humeur
naturellement sarcastique. — Il était à cette
période de la vie où le viscère gastrique devient
tout particulièrement ombrageux, où la circula-
tion hépatique cesse d'être irréprochable. — Il
se serait moins incarné dans son personnage, si
on l'avait envoyé faire une cure à Vichy. Nous
y aurions perdu un chef-d'œuvre, me dira-t-on.
Je n'en crois rien, il en aurait simplement créé
un autre, moins frondeur, moins mélancolique.
Son principal héros aurait eu moins de rudesse
et de brutalité. Il aurait estompé en quelque
sorte la violence de ses appréciations, qui sont
autant de *casus belli*. Le fouet, dont il se sert
pour fustiger la frivolité de Célimène, la vanité

d'Oronte, la pédanterie des deux marquis, n'aurait pas cinglé avec autant de virulence.

Pour avoir agi de la sorte, on peut même conclure, qu'en dehors d'autres misères, il devait aussi être atteint de constipation opiniâtre, malgré les irrigations intimes dont on a tant abusé sous le règne de Louis XIV ; il s'en est trop moqué, pour ne pas avoir dédaigné de recourir pour son propre compte à l'artillerie humide, à l'escopette d'Esculape, selon la facétieuse expression de l'épopée des apothicaires.

Il n'y a rien d'acariâtre comme les personnes qui ne jouissent pas de la liberté intestinale ; elles se vengent de l'avarice de leur rectum par la prodigalité de leurs propos ; le fiel qu'elles n'expulsent pas, semble avoir enduit leur plume.

Le mécontentement déclamatoire de Rousseau, ses rancunes de déclassé et de sectaire, ses sensibilités emphatiques durent avoir la même cause obstructionniste.

Tout ce persiflage fut d'ailleurs dépensé en pure perte, étant donnée la grande inutilité de la révolte et des imprécations. Aucun des personnages visés ne voulut se reconnaître et se corriger : Alceste et Clitandre, Cléonte, Timante,

Adraste et Damis ne perdirent rien de leurs prétentions, de leur afféterie, de leur phraséologie maniérée. Les courtisans de Versailles continuèrent à exagérer la recherche de l'hôtel de Rambouillet, ou le burlesque de Scarron, à rimer en un style précieux et quintessencié, à colporter des épigrammes, des médisances, des subtilités galantes et littéraires.

Quant à Alceste, il ne tarda pas probablement à avoir des coliques hépatiques, après tant de secousses. — Obligé de renoncer à la main d'une coquette qui l'attirait, il fut plus sauvage, plus épineux que jamais. Ce n'est pas de la morale qu'il aurait fallu lui faire ; c'est un purgatif énergique qu'on aurait dû lui administrer.

La même recette réussit très bien aux inquiétudes vagues, aux craintes et aux dégoûts sans cause, aux continuels froissements des êtres qui s'écoutent trop, aux pessimistes les plus ténébreux de notre époque, aux disciples de Schopenhauer qui dénigrent l'existence, la trouvent trop décevante et exaltent le néant avec extravagance. La prétendue croix qu'ils sont censés porter sur leurs épaules perd sa lourdeur, dès qu'ils peuvent aller facilement et copieusement là où vous savez. — Leur âme cesse d'être triste jusqu'au suicide, jusqu'au vulgaire réchaud de charbon, du jour où ils peuvent s'épancher sans aucune réserve fâcheuse.

Plus de brutales excessivités, ni de révoltes, dès que le ciel est sans nuages et leur abdomen sans mystères !

Les moliéristes vont se révolter et m'accuser à mon tour de ne pas avoir toute mon indépendance cœcale, pour oser m'attaquer aux mâles beautés de cette pièce, tout comme les ridicules confectionneurs de sonnets qui, au xvii° siècle, l'accueillirent si froidement. Ils firent preuve de peu de goût, j'en conviens ; la bonne compagnie d'alors était évidemment aussi peu éclairée que le petit peuple du parterre.

Cela ne m'empêchera pas de persister dans mon affirmation, à savoir que le pessimisme outré d'Alceste, qui est poussé jusqu'à la monomanie, correspond à un état pathologique. — J'en dirai autant des autres misanthropes si difficiles à apprivoiser, comme Werther, Réné, Obermann ; ce sont bien des malades peu conciliants que Goëte, Chateaubriand et le baron de Sénancourt nous ont décrits ; ils ont même le tort de vouloir rendre la société responsable de leurs travers.

Pourquoi ne les a-t-on pas envoyé se refaire dans une station thermale ou au bord de la mer, à l'instar du misanthrope de Marmontel, qui, retiré à la campagne, perd sa mauvaise humeur, en devenant témoin de la simplicité et des vertus domestiques de son nouvel entourage. Le grand air et un régime rafraîchissant, végétarien, ne durent pas être étrangers non plus à ce changement, car on est fixé depuis longtemps sur la prétendue innocence des champs. — On savait à quoi s'en tenir, même avant les accusations de l'auteur de *la Terre*.

Qu'il me soit permis de conclure en disant que les boutades hyperboliques et l'amère psychologie d'un grand nombre d'écrivains, dégoûtés de tout et d'eux-mêmes, sont plus ou moins liées à leur état de santé.

Pour en donner la preuve, je n'aurai qu'à nommer, parmi les modernes, Baudelaire, Flaubert, Guy de Maupassant. — Ce dernier auteur, dans *une Vie*, est-il assez macabre, assez désespérant ! Aussi, il a fini par la folie.

Parmi les ouvrages récents, je me contenterai

de faire allusion à *la Cathédrale*, de Huysmans : Son Durtal n'est aussi qu'un déséquilibré, avec ses *indésirs*, son état *d'anémie spirituelle*, son âme *qui garde la chambre* et traîne somnolente sur une chaise longue.

Son mysticisme est suspect et factice ; ce n'est qu'un prétexte pour s'analyser avec complaisance, toucher à *l'horlogerie déréglée* de son moi, décrire avec orgueil *les salles de son château interne* et les *perspectives confuses de son être*. Il a besoin d'être soigné, ou gare la fêlure.

Quelle différence avec Balzac, un colosse, un hercule, qui lui aussi a décrit la grande tempête des sens et des esprits, qui a accumulé les portraits satiriques, mais sans les pousser au noir d'une façon outrée.

Et le bon père Dumas, quelle sève, quelle bonne humeur, quelle sociabilité, quel optimisme, mais aussi quelle bonne fourchette, quel estomac, quelle gaillardise : Ah ! Son système nerveux n'était pas désemparé et ne jouait pas le principal rôle dans ses inspirations. — Il estimait avec raison que le pauvre nid humain serait bien triste, sans la chanson des baisers et des caresses, et que la misanthropie généralisée ce serait l'ombre répandue partout, la fin de notre planète !

SIMULATION

Tout médecin, au bout de plusieurs années d'exercice, a été l'objet de quelque supercherie, souvent fort naïve et facile à déceler. Il a eu à se heurter à ce besoin de mentir, d'étonner la galerie, qui préside aux impulsions de certains névropathes.

J'emploie le masculin, pour comprendre les deux sexes ; mais c'est encore plus le sexe laiteux, que le sexe laid, qui cherche à nous en imposer.

En pareille circonstance, il faut s'attendre à tout et ne s'étonner de rien. Je viens cependant d'être bien surpris en lisant le testament d'un certain Sébastien Bruno, qui, pendant 15 ans, a pu simuler la folie et se faire classer, dans un établissement hospitalier, comme dangereux, tout en offrant le visage le plus résigné, l'attitude la plus soumise. Il semblait plongé dans de graves méditations et griffonnait constamment des lignes sur du papier. Ce besoin d'écrire était considéré comme une expression de sa manie, mais ce n'était qu'un jeu, qu'une fumisterie, comme il a cru de son devoir de le révéler, dans une lettre retrouvée après sa mort. Il avait tenu à dire la vérité dans un accès tardif de sincérité et aussi par reconnaissance. Il avait menti, triché, volé sa part d'asile ; il n'avait sans doute pas le droit de bénéficier des avantages du refuge, mais il y avait été contraint par les circonstances.

Laissons-lui la parole, d'après le récit de M. H. Barthélemy : « A 40 ans, dit-il, exténué par une suite obstinée de malechances, j'étais ruiné de corps et d'âme. J'avais pris en horreur les hommes, les choses ; je n'avais plus qu'un désir, la solitude. Mais où ? Comment ? — Pour exister seul, s'enfermer, se cloîtrer, il faut être riche ; j'étais absolument pauvre, et cette pauvreté me forçait au travail, donc au contact des hommes. C'est alors que l'idée me vint de me faire séquestrer, nourrir, entretenir, aux frais de mes semblables, idée qui déjà me réjouissait, comme un commencement de revanche.

« J'ai simulé la folie, la folie rouge, homicide : j'ai poussé des cris féroces, j'ai roulé des yeux hagards, et j'ai levé, en pleine rue, un couteau

de vingt-neuf sous sur la tête des passants terri-
fiés. La police est bien faite. Cela m'a suffi.
Arrêté, ligotté, déclaré fou, archifou, fou à lier,
je fus interné dans cet hospice où j'ai connu les
seules bonnes heures de ma vie et cet unique
regret d'avoir eu trop tard mon admirable idée...

« Oh ! le silence, la profondeur de l'eau... et
la peur sournoise des hommes qui m'évitent
comme un loup enragé... ne plus entendre le
bruit vaniteux des paroles humaines, ou si, par
hasard, apportée par le vent, quelque monstruo-
sité de bêtise ou de lâcheté prononcée m'arrive
encore, pouvoir me dire qu'elle ne vient pas
d'une bouche grave, sentencieuse, autorisée, de
bourgeois prétentieux chargés de fonctions
publiques, exerçant un mandat ; mais d'un
pauvre dément, sans règle morale, sans consistance, d'un être irresponsable, enfin !

« Oui, Messieurs les Docteurs, Sébastien
Bruno a volé votre hospitalité, vos soins éclairés, votre sollicitude ; il ne lui manque pas une
case, pas une cellule ; il n'a pas la moindre
fêlure, il est sain. Il vous demande pardon et
vous remercie : vous lui avez fait des loisirs.
Grâce à vous, il a vécu content, solitaire, débar-

rassé des soucis de vivre, royalement servi dans son entier caprice !... »

Il a fallu évidemment une rude dose de philosophie à cet original, et aussi bien des déceptions antérieures, pour qu'il ait pu jouer son rôle pendant tant d'années, sans éveiller de soupçons.

Il a dû dépenser énormément d'énergie pour ne jamais se trahir, et ne pas chercher à s'affranchir, même un seul jour, de cette existence cloîtrée, si monotone à la longue, Il est dommage qu'il n'ait pas eu l'occasion d'exercer sa patience, pour une cause plus honorable.

. . . .

Les conseils de revision ont jadis été l'objet d'une foule de supercheries, faciles le plus souvent à découvrir et qui avaient le don de rompre la monotonie de ces tournées fastidieuses.

Aujourd'hui, ces expédients n'ont guère plus leur raison d'être et l'imagination des malins a choisi d'autres champs d'exploitation.

Les tours les plus ingénieux, il faut bien le reconnaître, ont été imaginés, pour se soustraire à la rapacité des gabelous. Il n'y a pas de semaine où les journaux ne racontent quelque nouveau truc, cruellement déjoué, pour la plus grande joie de la galerie.

Vous avez probablement lu, comme moi, l'histoire de cette plantureuse nourrice, qui, portant un bébé endormi dans ses bras passait quotidiennement devant les employés de Vincennes. Ils avaient fini par la connaître et la saluer d'un geste amical. Un jour, l'un d'eux s'avisa de soulever familièrement le voile qui recouvrait la tête du bébé ; il poussa un cri de surprise. L'enfant était en caoutchouc et contenait 18 litres d'alcool.

La nourrice fut emmenée dans le petit réduit consacré à ces sortes de visites et on découvrit avec horreur que ses superbes appâts n'étaient que des réservoirs en zinc, renfermant chacun près d'un litre d'alcool.

Actuellement, rien ne peut être comparé comme exploitation aux pèlerinages de Lourdes. Il y a une multitude de névropathes, de détraquées, qui simulent des maladies et prétendent en être guéries subitement soit pour se mettre en évidence et faire parler d'elles, soit dans l'espoir d'en retirer un bénéfice et des faveurs.

La vanité et la rapacité féminines y trouvent également leur compte.

Prêtres et médecins s'y laissent prendre tour à tour, ces derniers en signant trop facilement des diagnostics mal contrôlés et sollicités avec une insistance, qui devrait éveiller toutes les suspicions ; les premiers, en ajoutant trop d'importance à ces attestations, accordées à la légère, dans un moment de hâte, ou par pure bonté, pour satisfaire ce qu'on considère comme un caprice sans portée.

— Bien des médecins ont été désagréablement surpris de voir figurer leur nom dans la compagnie des fervents de Bernadette, alors qu'ils n'avaient cédé à des intrigantes, dont ils ne se méfiaient pas, que pour s'en débarrasser.

Nous voilà avertis ; ce sera une raison de plus pour nous montrer plus sobres à l'avenir de certificats de maladie, qu'on exploite ensuite à notre détriment, soit devant les tribunaux, soit dans les pieuses gazettes.

Le docteur Boissarie, qui a été chargé, à Lourdes, du contrôle médical, ne saurait se montrer trop circonspect. Je connais sa droiture et sa correction ; sa bonne foi ne peut être mise

en doute ; mais, malgré toute sa prudence, il
n'aura jamais assez de défiance, non seulement
contre les faussaires qui veulent exploiter la cré-
dulité publique, mais encore contre les sincères
et les exaltées. On vit à Lourdes dans une atmosphère singulièrement surchauffée, bien propre à
ébranler momentanément tout système nerveux,
déjà peu solide. Il faut voir dans quel état de
dépression et d'exaltation y arrivent quantité de
pauvres femmes, de vieilles filles, qui viennent
de voyager dans des conditions déplorables,
pour qui ce déplacement représente le plus grand
événement de leur vie. Pour l'accomplir, elles
ont fait, pendant des années, sou par sou, des
économies sur leur nécessaire, sur leur maigre
pitance de chaque jour. Elles ne cessaient de
parler de ce projet, qui représentait pour leur
imagination quelque chose d'analogue à l'exeat
des anciens paladins vers la Terre-Sainte. Après
tant de privations subies pour la bonne cause,
dans l'espoir d'une récompense prochaine, elles
débarquent affolées, chauffées à blanc, s'attendant, à chaque pas, à voir éclater le miracle, à
être elles-mêmes les élues d'en haut, les privi-
légiées sur lesquelles tomberont les faveurs de

la Vierge bien-aimée. Dans cet état de tension excessive, anormale, un rien suffira pour les mettre en catalepsie, en extase, pour les délivrer pour quelques heures du lourd fardeau des misères qui les afflige depuis si longtemps. — On s'empresse alors de crier au prodige, d'entonner des hosannas de reconnaissance, d'attribuer à une influence extra-naturelle la détente accidentelle, qui relève simplement du moral sur le physique. Et le lendemain, on se retrouve en face de la réalité. Lorsque les hymnes ont cessé de retentir, qu'un peu de calme est enfin revenu, après un repos bien mérité, la patiente se retrouve de nouveau enchaînée aux réalités attristantes de la vie et il faudra qu'elle continue à traîner son boulet, comme par le passé : L'amélioration n'était que passagère !

LA PEUR DE LA MORT

C'est le titre d'un livre publié il y a déjà quelques années par François de Nion. — Le héros de ce nostalgique ouvrage, M. de Feysin, ne devient une unité pensante, méditative, que lorsque la peur de la mort lui a donné la peur de la vie. La mort devient sa visiteuse ponctuelle ; il la sent omniprésente, inconjurable ; c'est elle qui le libère de la vie vaine, pour le cloîtrer dans un cercle d'idées graves.

Cette crainte de condamné qui, d'après Schopenhauer, ne serait que le revers du désir de vivre, ne ressemble guère à l'insouciante philosophie de Régnier, qui s'étonnait que la camarde eût osé songer à lui, alors qu'il n'avait jamais pensé à elle.

Notre ex-viveur fut longtemps obsédé par « la vision matérialisée de la boîte, la boîte où tout finit, la boîte étroite et rude où s'allongera la raideur des membres, dans laquelle se détendra la mollesse des putréfactions, l'habit de bois qui encoaguera la belle liberté des mouvements, la maison de nuit où les yeux se perdront dans le noir. — Cela peu à peu l'assombrissait, lui procurait une névrose nouvelle, l'effroi des endroits resserrés, l'horreur de l'étroit. »..... « Il redouta cette chose si menaçante, si possible pour tous, l'ensevelissement dans la léthargie, se préoccupa de raffinements mortuaires, de confortable funèbre, balançant les avantages et les inconvénients de la crémation ou de l'inhumation ; mais il essayait de se soustraire aux lâches terreurs, inquiet de ce danger mental qui le menait à l'hypocondrie et aux affres nocturnes.

En songeant à la lente décomposition, au sombre travail des helminthes, à l'émiettement progressif, il se disait : « Les mots *Pax, requies æterna*, inscrits sur les portes des cimetières, ne sont que mensonges ; partout où l'on aperçoit ces tombes aux formes de lits, évocatrices de repos et de paix, des êtres souffrent. Le grand silence des morts est fait d'étouffement et la terre est un bâillon pour comprimer des hurlements de damnés à épouvanter toute l'humanité, s'ils pouvaient jamais être entendus. »

Parfois, l'accablement noyait son cerveau d'inertie et de brumes, l'harmonisant aux grisailles du jour, dans un vague désir de non-être : « L'énigme d'avoir été jeté au monde se consommait par l'énigme d'en sortir, par le miracle des renaissances. Les paupières fermées obstinément, le corps abandonné, il goûtait la douceur du renoncement, de la passivité, comme si sa chair se fût déjà désagrégée et mollie dans l'humidité terreuse de la tombe. »

... « Feysin sortait du néant terrestre, qui avait rempli son cerveau de brouillard pour tomber dans le néant sidéral, de la fosse argileuse au sein de la terre pour la grande fosse sphérique au sein de l'espace. Il s'efforçait de ne plus considérer son corps que comme une prison, un cachot douloureux. »

Bref, la mort cessa bientôt de lui apparaître comme une pourriture immonde, au sein des fosses dévoratrices, pour se montrer à lui comme une libératrice radieuse, avec l'espoir d'une montée par-delà les nues, vers quelque radieux empyrée.

Depuis l'antiquité la plus reculée jusqu'à nos jours, en passant par les Dialogues de Lucien et les évocations du sombre génie de Dante, la peur de la destruction se retrouve partout et toujours : Ce n'est pas la mort que je crains, disait Montaigne, c'est de mourir. — L'idée seule de cette main lourde et glacée qui se pose sur toutes les épaules est insupportable même aux esprits les plus nobles, les plus religieux, ceux qui sembleraient devoir être le plus rassurés sur leur lendemain.

Louis Blanc a raconté que l'appréhension de sa fin prochaine était si pénible au prince de Kaunitz, qu'on était obligé de recourir à des circonlocutions pour lui annoncer une nouvelle funèbre. — Lorsque son ami et confident mourut, le lecteur du prince l'informa de l'événement en ces termes : « On ne trouve plus nulle part le baron Binder. »

Le plus souvent, le *tædium vitæ* est fait de satiété, d'inappétence, de l'ombre opaque qui descend peu à peu en nous avec les années, non seulement chez les prolétaires intellectuels et autres, chez ceux qui furent le moins bien partagés, mais encore chez les heureux de ce monde, chez les favorisés du sort, du rang et de la fortune. — Le front des riches finit par

s'obnubiler comme celui des gueux ; la froideur
s'infiltre dans les prunelles de Plutus aussi bien
que dans celles de Job ; la rigidité des marbres
pétrifie leurs chairs disparates avec une indifférence égale de la part de l'impassible nature.

Celle-ci n'a cure de nos courtes joies et de nos
révoltes ; elle ne tient qu'à la continuation de la
race, à la reproduction de l'espèce et les vaines
clameurs des atomes humains ne sauraient
l'émouvoir. — Leur destruction donne lieu en
fin de compte à de nouveaux germes, à d'autres
êtres, que la désorganisation inexorable guette
à son tour : « La goulue insatiable, toujours en
en avance, jette sa goutte putride dans chaque
coupe et se cache sous toutes les fleurs. »

C'est la peur du lendemain qui jetait jadis
hommes et femmes dans les couvents, au désert,
loin de leurs semblables. Tous les affolés de
l'au-delà sont tourmentés par la cruelle énigme ;
ils ne cessent de se demander jusqu'à leur dernière cogitation si la mort « est un coucher qui
promette une aurore, ou si elle n'est que le
retour d'un peu de rien au grand tout ».

C'est un asile de nuit comme les autres, s'écrie

sinistrement une pauvresse, dans le drame d'Émile Végrin, l'auteur de *la Pâque socialiste*.

On ne veut pas se laisser décroître tout simplement, malgré l'encouragement du poète qui prétend que s'il y a de la flamme dans les yeux des jeunes gens, il y a quelque chose de mieux dans l'œil du vieillard, c'est de la lumière.

Il est rare d'avoir le sang-froid d'un Desaix, allant charger à Marengo : Au revoir, s'écrie le héros, en prenant congé de l'hôte chez lequel il a passé la nuit... à Alexandrie, à Turin ou à Paris.

Et une fois en selle : Ou plutôt dans l'autre monde.

Puis il pique des deux pour aller mourir.

C'est aussi un brave ce vieux docteur, dont parle Casanova dans son dernier livre et auquel il attribue ce propos : « Quand on me mettra dans mon cercueil, je ne serai surpris que d'une chose... de changer d'appartement à mon âge. Mais, au fond, je n'en serai pas fâché ; on ne peut cependant pas s'encroûter dans ses vieilles habitudes. Et puis, après tout, ce n'est peut-être que la vie apparente qui disparaîtra ; qui sait si

la véritable vie ne commence pas à l'anéantissement de la matière ! »

Dans une page célèbre (lettre à Mlle Volland),
Diderot a éloquemment traduit le sentiment de
lassitude et la soif de repos qui prennent en
certains jours l'homme fatigué de travailler, de
souffrir, de lutter : « Il n'y a personne parmi nous,
dit-il, qui, après avoir beaucoup fatigué, n'ait
désiré son lit, n'ait vu approcher le moment
de se coucher avec un plaisir extrême ; c'est que
la vie n'est, pour certaines personnes, qu'un
long jour de fatigue, et la mort qu'un long sommeil, et le cercueil qu'un lit de repos, et la terre
qu'un oreiller où il est doux, à la fin, d'aller
mettre sa tête, pour ne la plus relever. »

Je n'étonnerai aucun de mes confrères en leur
rappelant ce qu'ils ont eu l'occasion d'observer
si souvent, que ce sont surtout les femmes (j'en
prends à témoin *le Manchon de Francine* et *la
Dame aux Camélias*) qui sont prises de vertige
devant le sombre abîme et qui redoutent le plus
l'ultime sommation, l'émigration vers ce pays
ténébreux, de morne désolation, où les crêpes de
deuils sont seuls admis. A partir de la quaran-
taine, leur pitié commence à s'émouvoir davan-

tage des hécatombes de jeunes et de vieux, des ruines qui ne cessent de s'accumuler sur leur chemin. Elles se mettent plus fréquemment en communion d'âme avec ceux qui leur furent chers autrefois, sans souhaiter cependant de les rejoindre prématurément. Elles ont beau s'intéresser aux tombes délaissées, couvrir de fleurs les noms des absents et se dire qu'on aime encore dans les cieux, elles se défient de cette *cueilleuse d'âmes*, qui pourtant

> Ne les moissonne pas pour en tuer les flammes,
> Mais pour les délivrer de leur lourd vêtement,
> Comme on ôte le sable où dort le diamant.

Parlant de cette défroque de chair et d'os, Pierre Loti a dit de son côté : « Songez qu'il nous faut la nourrir, la vêtir, la présenter convenablement dans le monde, et que, pour nous récompenser, il n'est pas de sottises auxquelles elle ne nous entraîne. »

Ainsi que la touchante Desbordes-Valmore, qui, d'après ce que nous apprend Michelet, fut si troublée de sa fin prochaine, tout en espérant que la mort lui ouvrirait le paradis plein de ses anges envolés, elles sentent qu'un danger plane sur elles ; l'épouvante angoisse leur cœur et met

un pli amer autour de leurs lèvres, jadis si souriantes. — Comme Frontin, dans *Turcaret*,
après une vie agitée, elles comprennent qu'il
est temps de mettre en repos leur conscience.

La première douleur réelle pour celles qui
furent comblées et enviées, dont les ans s'effeuil-
lèrent peu à peu, sans aucune amertume, c'est
de constater qu'elles ont vieilli, qu'elles vont
être négligées, passer au second plan et ne plus
compter.

Comme l'a dit un vieux conteur français,
« vieillesse est une hostellerie de langueur, où
il pleut par tous les endroits ».

L'agonie voilée de chaque jour, de chaque
hiver, leur rappelle cruellement leur propre décadence et les remplit de terreur : Pauvre Calypso,
comme elle a raison d'être inconsolable du
départ de... ses charmes et de ses illusions !

C'est moins grave après tout que la folie
semi-érotique, ou la lypémanie, qui parfois font
cortège à la ménopause.

Après ce qui vient d'être dit, devant cette
ténacité de l'instinct de conservation, on a le
droit d'être apitoyé, en voyant tant d'adultes
pleins de lassitude se précipiter dans un mouve-

ment de révolte suprême, comme vers un refuge, vers cet anéantissement tant redouté. Les enfants eux-mêmes se suicident de plus en plus et le penseur ne peut qu'en gémir.

Je m'arrête pour ne pas laisser plus longtemps les chauves-souris des nécropoles zigzaguer autour de mes lecteurs et les frôler de leurs ailes de nuit : Hâtons-nous de nous soustraire à ce cauchemar, de penser à autre chose, de réagir, comme on s'empresse de le faire, lorsqu'on a encore de la sève en soi, en sortant d'une cérémonie de bout de l'an. — La mort, a-t-on dit, est l'espérance de qui n'en a plus, mais il nous en reste heureusement encore et nous tenons à en jouir, avant d'entendre la fameuse trompette du jugement dernier.

MON PROGRAMME ÉLECTORAL

Pro justicia tamtum !

Sans être précisément tourmenté par l'ambition politique, j'étais assez disposé, aux dernières élections, à accepter le patronage d'un comité, qui m'avait fait des ouvertures engageantes, mais la lecture de mon programme a tout gâté ; je me suis aliéné immédiatement les marchands de vin les plus influents de mon quartier, en leur faisant part de ce que je croyais représenter des réformes pratiques et non des utopies chimériques.

Leur indignation m'a rendu fort perplexe ; j'en suis arrivé à douter de la droiture de mes intentions, et je me décide à en appeler à l'opinion publique, au suffrage de mes lecteurs habituels. Leur approbation pourra seule m'engager à persévérer dans mes revendications, mon concurrent dût-il m'accuser des plus noirs forfaits, selon la peu louable tradition des candidats, comme d'être l'auteur du fameux bordereau, ou d'avoir livré à un des chefs nègres venus à l'Exposition les plans et devis du tout à l'égoût.

Voici les objectifs que j'aurais cherché à atteindre, en me plaçant bien entendu sur le terrain médical, si j'avais été investi de la confiance de mes concitoyens :

I

Le moins de gouvernement possible, d'enrégimentement déprimant et de discipline abêtissante. Plus de hiérarchie médicale, de panaches, de titres pompeux, pour attirer la clientèle au détriment d'autrui. Plus de concours pour la forme ; élection aux postes rémunérateurs par le suffrage de tous les intéressés et non par le bon vouloir d'un doyen circonvenu, d'un personnage influent quelconque, et des diverses coteries, où on se pousse à tour de rôle.

Les places à donner seront attribuées au mérite et non aux plus intrigants. L'enseignement sera surtout pratique et on en relèvera constamment le niveau, de façon à en rendre l'accès plus difficile et à empêcher l'encombrement de la profession.

Démocratisation de l'internat, soit en multipliant les places d'internes, tant à Paris qu'en province, soit en faisant participer largement les élèves qui ont échoué aux travaux des dispensaires publics ou privés, au service des indigents, des bureaux de bienfaisance, etc.

Suppression de l'inique patente qui pèse sur les médecins, ou du moins élimination du droit proportionnel aux locaux professionnels, à l'exclusion de ceux affectés à l'habitation.

II

Sauf pour l'armée, plus de décorations incompatibles avec la simplicité démocratique et cause de tant de bassesses, de tant de vilenies, de la part de ceux qui cherchent à les obtenir. Le ruban rouge est un des plus grands agents de démoralisation du corps médical ; ils sont innombrables, les confrères, qui, au lieu d'exercer simplement leur profession, font les doux yeux à Marianne, dans la personne des représentants, ministres et préfets, afin d'entrer dans la terre promise de la chancellerie. Que d'intellectuels ont subi l'influence dissolvante de la politique, se sont affadis et immobilisés au contact des

Tartufes des loges et du parlementarisme, pour briguer de vains hochets, pour être palmés prématurément !

Les courbettes empressées d'un tas de jeunes roublards, dans les salons de chaque directeur d'école, n'ont pas d'autre but que de conquérir les coquelicots officiels. C'est que la Légion d'honneur tant convoitée permet de doubler le prix des consultations et pose tout de suite le porteur du petit chiffon rouge. Grâce à cette ganse perverse, on accapare plus facilement les sinécures enviées, les fonctions honorifiques, et surtout rémunératrices ; on se marie plus richement, on est classé, considéré, on peut même, comme on l'a dit avant moi, acheter un melon, sans être pris pour son domestique. Ils le savent bien, mes ambitieux aux appétits insatiables ; s'ils devaient compter sur leur seul mérite pour parvenir, ils auraient à jouer trop longtemps le rôle fastidieux de Sœur Anne, pour lequel ils ne se sentent aucune aptitude.

Si on a un stock de rosettes à épuiser, qu'on les donne aux médecins de nos campagnes, après vingt ou vingt-cinq ans d'exercice, en y ajoutant même une pension de retraite, mais jamais aux autres.

C'est avec raison que, dans son rapport sur les prix de vertu, Pierre Loti, après avoir parlé avec admiration du jeu de médailles de sauvetage qui recouvrent la poitrine d'un rude Breton de Port-Navalo, ajoute qu'après de pareilles distinctions, les croix dont se chamarrent les politiciens et les gens de cour paraissent négligeables.

Les distinctions et avantages de tout ordre, les rubans comme les recettes buralistes, devraient servir, sous un gouvernement intègre, à récompenser le mérite et non à payer des services.

III

Le budget de l'assistance publique cessera d'être le patrimoine des médiocrités faméliques, pour redevenir uniquement celui des pauvres et des malades. Il ne faut pas qu'on puisse dire que le seul fait d'habiter avenue *Victoria* suffit à expliquer l'insensibilité de cette vieille guimbarde et ses paresseuses errances. Assez de stagnation ; la revision de sa constitution est nécessaire. Loin de croire qu'il ne faut faire aux bureaucrates aucune peine, même légère, j'estime au contraire qu'un 93 sans merci s'impose contre la féodalité de ces innombrables fonctionnaires, d'autant plus impertinents et importants, que leurs attributions sont moins justifiées.

Guerre à mort à tous les janissaires du rond de cuir, à tous les Silvio Pellico administratifs, qui broutent depuis si longtemps le pré des faveurs gouvernementales ou municipales. Il faut que les chambres et les ministères cessent d'être de simples bureaux de placement.

IV

Réintégration dans les hôpitaux des religieuses, qui coûtent moins cher et sont plus dévouées que les protégées du conseil municipal, que les femmes ou les sœurs des solliciteurs, qui se remuent dans les couloirs de l'Hôtel de Ville. On y sent constamment une odeur de pots de vin, qui attire les gens avisés et les hommes à projets, chaque fois qu'il y a une entreprise à réaliser, un hôpital à construire, des millions à gaspiller.

V

Crémation obligatoire pour les débris des salles de dissection, les individus morts dans les hôpitaux et non réclamés par leur famille, pour les personnes qui ont été emportées par le choléra, le croup, la variole, la tuberculose, par une affection épidémique, ou contagieuse à un titre quelconque. Il ne faut pas que les morts soient un danger pour les vivants.

Les mêmes procédés d'ignition pourraient être utilisés pour les résidus des égouts et les immondices des grandes villes.

VI

Au lieu d'enfermer les anarchistes dans les asiles, prendre des mesures exceptionnelles contre eux et tous les révolutionnaires, qui, par leurs publications, leurs discours, poussent les fous ou les déséquilibrés à commettre des actes aussi cruels qu'inutiles; puisqu'ils veulent être hors de la société, qu'on les traite en conséquence, qu'on les exporte au moins, sans retard, vers les climats les plus meurtriers.

On nous dupe, en nous disant que ce sont des malades, des désespérés, qui ont souffert d'autant de souffrances qu'ils en sèment autour d'eux. On est mal venu d'invoquer l'atavisme de la misère et l'hérédité du vice en faveur de ces brutes monstrueuses, qui doivent disparaître dans l'intérêt du plus grand nombre.

Après avoir sévi, pour l'exemple, la société continuera à prévoir, à guérir, à consoler ; sa pitié doit d'abord aller aux victimes, aux innocents, et se montrer ensuite implacable envers les lâches et les révoltés, qui voudraient renouveler le chaos et réduire tout à néant.

Après quelques amputations salutaires, on songera à faire de l'antisepsie, à tendre une main fraternelle aux humbles désespoirs, dont les cris montent de l'abîme !

VII

Refonte de la plupart de nos administrations, surtout de la magistrature, qui a des rigueurs exceptionnelles pour les médecins et garde toute son indulgence pour les chéquards et les charlatans.

Transformation de l'Université, aux programmes surannés, qui ne sont plus appropriés aux besoins de notre époque, où il faut voyager, coloniser, sortir de la routine, créer de nouveaux débouchés à l'activité nationale. Par conséquent, place prépondérante accordée aux langues vivantes.

Au nom de l'hygiène, on laissera les pensionnaires parler au réfectoire ; ils se lèveront plus tard durant l'hiver ; on ne leur donnera plus de punitions stupides ; les vacances commenceront dès les premières chaleurs de juillet, etc., etc.

VIII

Réglementation rigoureuse de la vente et de la consommation de l'alcool, de la morphine et autres poisons. Internement des morphinomanes chroniques avérés. Idem pour la cocaïnomanie, l'éthéromanie, l'alcoolisme, passions funestes et ruineuses, qu'on devrait traiter de gré ou de force, avec l'assentiment des familles, dans des maisons spéciales.

Restriction considérable des mastroquets et des débitants de toute catégorie ; on ne saurait trop pratiquer le malthusianisme dans ce genre de production.

Les cafés de tempérance, où on ne consomme pas de spiritueux, seront seuls encouragés. Les industriels, vendant des boissons saines, seront seuls autorisés à suivre les troupes en manœuvres, à l'exclusion des mercantis homicides, vendeurs d'absinthe et de liqueurs ignoblement frelatées.

IX

Rétablissement des tours, pour sauver le plus possible d'enfants. Protection efficace des filles-mères, recherche de la paternité, droit pour les bâtards d'hériter, de façon à combattre le libertinage du mâle et à diminuer les infanticides, la mère étant dès lors intéressée à conserver son rejeton. Les beaux muguets seront moins disposés à conter fleurette aux jouvencelles, lorsqu'ils sauront que tout dommage bien démontré exige une réparation. En paroles, ils promettent tout ce qu'on veut..... avant, mais... après, ils ont tout oublié et sont devenus insolvables. C'est une injustice à supprimer, au nom de M. Béranger et de la morale.

X

L'administration communale, qu'il faudrait affranchir de plus en plus du contrôle rétrograde et tatillon des préfets, sera dorénavant mieux armée pour faire disparaître les causes d'insalubrité, obtenir l'assainissement de la commune, la défendre contre l'invasion d'une maladie exotique, la rendre réfractaire à l'éclosion et à la propagation des maladies contagieuses, bref faire progresser l'hygiène publique le plus possible.

. . . .

Il nous faut des hommes nouveaux, qui nous fassent sortir de l'ornière où on patauge au hasard depuis si longtemps, dans l'énervement d'une attente vaine. Il nous faut une France nouvelle, où la belle devise « Liberté — Égalité — Fraternité » ne sera plus un mensonge, où les castes financières, scientifiques... etc., qui accaparent tout et sont moins généreuses que les anciens preux de l'aristocratie, aideront à résoudre, au lieu de l'embrouiller, la solution si complexe de la misère sociale.

Nous réclamons une direction différente de

nos intérêts moraux et matériels. Des remèdes énergiques, des amputations indispensables, doivent être opposés au mal qui nous ronge et non les anodines dilutions à l'homœopathie de certains politiciens. — Une révolution intellectuelle s'impose, de façon à ce que les hommes de pensée et d'expérience reprennent la place, qui a été usurpée par les marchands de vin, les anarchistes du journalisme ou des réunions publiques.

Le seul gouvernement rationnel, selon Renan, serait celui d'un corps de savants spéciaux, faisant de l'art de gouverner leur constante étude et leur perpétuelle application. — C'est dire que je ne ferais appel à aucun parti extrême, pas plus au marquis de Carrabas qu'au pharmacien Homais : La partie saine et intelligente de la nation a horreur des sectaires.

C'est par de chaleureux applaudissements que M. Puech a été accueilli par la chambre, au mois de novembre dernier (séance du 13 nov. 1900), lorsqu'il a déclaré que ce n'était pas pour conquérir une étiquette que, depuis plus de cent ans, tant d'hommes avaient combattu et souffert pour la République, mais bien pour que cette forme de gouvernement fut l'instrument indispensable de la justice sociale, ses représentants ne cherchant pas à souffler la haine et la discorde, mais à procurer à tous une « large tolérance et l'inviolabilité du domaine de la conscience ».

Le véritable progrès, au dedans comme au dehors de chaque nation, doit être cherché dans la paix, ainsi que l'a démontré M. Anatole Leroy-Beaulieu (*la Patrie française et l'internationalisme*), et je conclurai en faisant, en compagnie de ce membre de l'Institut, le beau rêve que voici : « Paix entre les classes et paix entre les peuples; — paix sociale et paix internationale, — par le respect mutuel du droit de chacun et par la substitution progressive de la justice à la violence. Tel est le véritable idéal moderne, le seul qui convienne à la civilisation, le seul qui puisse assurer le libre développement de l'humanité en garantissant le libre développement de chaque nation et de chaque citoyen ; — idéal élevé, à la fois français et humain, que certains taxeront sans doute d'utopie, qui exigera les efforts de nombreuses générations ; idéal autrement noble et autrement fécond que le grossier internationalisme des sans-patrie ! »

LE MÉDECIN CIVILISATEUR

In scientia probitas.

Je vous ai parlé, dans un de mes feuilletons antérieurs, du beau livre de Balzac, *le Médecin de campagne*, de l'influence heureuse que ce médecin parvint à exercer sur une population pauvre et ignorante, en l'élevant comme un précepteur élève un enfant, en lui apprenant à utiliser les ressources du sol natal, en créant des ressources nouvelles, des débouchés, etc...., qui rendirent très prospère une région jusque là fort déshéritée.

Il m'a semblé qu'il ne serait pas inopportun de revenir à la charge, au moment où il est tant question de décentralisation, au moment où tant d'esprits généreux, comme Maurice Barrès, font une campagne énergique pour retenir nos paysans dans les villages, pour multiplier leurs attaches terriennes et sociales, pour rendre leur sort meilleur et créer en province de nombreux foyers intellectuels.

Je crois de plus en plus que le médecin est appelé à jouer un rôle important dans cette évolution, que la meilleure façon qu'il ait de confondre ses détracteurs et de reprendre son ascendant un peu compromis, c'est, en dehors de ses devoirs professionnels, de s'attacher de plus en plus à cette noble besogne de civilisateur, de créateur d'intelligences et de richesses.

Après avoir enseigné aux travailleurs à mieux veiller sur leur santé, après avoir essayé de les améliorer moralement, il peut et il doit les mettre au courant des perfectionnements acquis, même au point de vue de la culture, de l'habitation et de l'élevage.

Je ne demande pas pour cela au médecin d'être universel, mais d'avoir simplement des notions générales, de prêcher, par l'exemple, lorsqu'il le peut, et à défaut d'applications personnelles, d'insuffler partout le progrès, par des conversations privées ou des leçons publiques.

De petites réunions familières, des conférences sans prétention, aideraient à atteindre le but.

C'est ce que vient de faire avec beaucoup de succès, à Villiers-sur-Marne, le docteur Vaquier, en réunissant les habitants dans l'école, pour leur montrer les dangers de l'alcool, si désastreux pour la santé morale et physique de l'individu. J'estime que cet excellent confrère, s'il s'est aliéné quelques empoisonneurs patentés, qu'on appelle à tort des marchands de vins, a rendu un grand service à ses auditeurs, aux ouvriers de l'endroit, en leur dénonçant l'alcool comme poison du corps, comme poison de l'intelligence, de la volonté et des sentiments, en leur enseignant qu'il engendre la paresse, la dépravation, la misère, qu'il étiole la race et compromet l'avenir de l'humanité.

Cette tentative de propagande et de haute moralisation, poursuivie avec tant de zèle par la Société française de tempérance, ou ligue nationale contre l'alcoolisme, mériterait d'avoir de nombreux adeptes dans le corps médical. C'est une croisade à poursuivre sur tous les points du territoire, et plus spécialement parmi les agglomérations où les spiritueux font le plus de ravages, engendrent le plus de vices et de crimes.

Mais ce n'est pas seulement l'action néfaste du cabaret, son action déprimante et avilissante, incompatible avec les espoirs vivaces et les généreuses pensées, comme l'a dit si bien le docteur

Vaquier, qu'il faut enseigner avec persistance ;
il y a une foule d'autres sujets, tout d'actualité,
que les médecins devraient s'efforcer de vulga-
riser, surtout ceux qui sont investis d'une magistrature quelconque, leur donnant un certain
prestige sur leurs administrés.

C'est un titre bien mesquin qne celui de maire,
de conseiller général, si on l'ambitionne par
vaine gloriole ou par intérêt, si on ne le relève
pas, en s'en servant pour faire plus de bien que
les autres hommes.

Au point de vue de l'agriculture, la voie a été
glorieusement tracée par les travaux des Bous-
singault, des G. Ville, des Deherain, des Gran-
deau, etc.

Grâce à eux, la chimie agricole a merveilleusement progressé ; elle est en mesure, maintenant, de déterminer exactement les conditions
de la vitalité des plantes et de commander à la
végétation.

Or, tout ceci est à peu près ignoré du paysan ;
il y aurait un avantage primordial à lui en faire
la démonstration, à faire pousser sous ses yeux
des fruits, des légumes et des fleurs, dépassant

en beauté et en rendement tout ce qu'il a pu entrevoir.

Je suis encore sous le charme de la dernière exposition de chrysanthèmes, qui représentait au summum ce qu'on peut obtenir avec de la persévérance et un peu de zèle. — En moins de vingt ans, on est arrivé à produire environ quatre mille variétés de cette plante si décorative, qui contribue si gracieusement à l'ornementation des jardins et des appartements.

Je partage même, à ce sujet, l'opinion d'un journaliste qui, devant leurs pétales tourmentés, torturés, rendus extravagants, a prétendu que le chrysanthème lui faisait l'effet d'une jolie fille qu'on a jadis aimée et qui serait devenue publique, trop parée, trop fardée, trop somptueusement attifée et trop effrontément belle.

Les gens du métier vous diront par quels artifices de culture, semis innombrables, usage de la taille et du pincement, engrais liquides et abris artificiels, on est arrivé à varier la forme, le coloris, les proportions des chrysanthèmes, à accroître leur précocité et la durée de la floraison. — Ils vous diront aussi qu'il n'y a pas de plantes qui ne soient avantageusement modifiées par des soins exceptionnels, l'art complétant le travail obscur de la nature, pour obtenir des produits d'une beauté supérieure.

Voyez quels services vous pourriez rendre à vos voisins, en leur apprenant à créer à leur tour, ne serait-ce que de savoureux légumes, des fruits superbes, choux bonasses ou vulgaires melons, d'une dimension et d'un arome exceptionnels, qu'ils pourraient vendre ensuite à la ville voisine, dans des conditions très rémunératrices.

Enrichis par vous, ils ne seraient plus dans l'impossibilité de payer vos propres honoraires.

Et la culture de la vigne, du blé, de tant d'autres récoltes, qu'on pratique si mal, dans les trois quarts de la France, ne croyez-vous pas qu'il serait bien méritoire d'en doubler, d'en tripler le rendement, en signalant aux campagnards les plus routiniers les moyens d'atteindre ce résultat?

Le bien-être succédant à la gêne, les pauvres ayant de quoi manger, même la poule au pot du roi Henri, les habitants mieux vêtus, mieux logés, moins malades, vivant plus longtemps, voilà en somme ce que vous pouvez réaliser,

GRELLETY. — *Impressions médicales.*   12

dans votre petite circonscription, avec un peu de bonne volonté.

Je parle, bien entendu, pour les médecins qui ont des loisirs, et ils n'en ont que trop, dans le plus grand nombre des bourgades, où on ne les fait appeler qu'à la dernière extrémité.

Ceux qui ont du temps à perdre, ne sauraient mieux l'employer qu'en s'ingéniant à devenir les bienfaiteurs de la région, des zélateurs à l'intelligence libre et hardie.

Leur rôle d'initiateur sera naturellement varié à l'infini, selon leurs aptitudes, selon les besoins ou les ressources du pays où ils exercent.

En donnant tout à l'heure, quelques indications un peu prosaïques, je n'ai voulu qu'établir le principe, que désigner un objectif, tout en comprenant bien que chacun doit évoluer à sa guise, dans son milieu.

Il lui sera même permis de marcher sur les brisées du vétérinaire, qui n'est pas toujours très au courant des doctrines pastoriennes, pour expliquer aux paysans comment avec la vaccination préventive, on peut se rendre maître de la fièvre charbonneuse, du sang de rate, du char- bon symptomatique, du rouget du porc, ces ennemis vingt fois séculaires de l'agriculture, qui, jadis, apportaient périodiquement la ruine dans les régions les plus fortunées.

Dites-leur aussi que la sérothérapie est applicable à la médecine des animaux, que c'est le meilleur traitement de certaines maladies du cheval, que c'est surtout un excellent moyen pour empêcher l'apparition du tétanos accidentel ou chirurgical.

Signalez les insectes nuisibles, encouragez la pisciculture et le repeuplement des cours d'eau, faites connaître au moins les éléments de la botanique agricole et médicale, de la Flore thérapeutique et industrielle, poussez à la plantation d'arbres fruitiers ou d'essences variées, au respect du gibier et des nids au moment des couvées, favorisez l'industrie laitière, répandez les notions essentielles sur la panification, les eaux potables, les conserves alimentaires, l'inspection des viandes, les maladies contagieuses, les premiers secours à donner en cas d'accidents, la gymnastique et même les distractions saines et les récréations scientifiques, comme la musique instrumentale, le chant et la photographie.

Montrez comment on peut utiliser la chaleur

produite par la fermentation du fumier, pour avoir de l'eau chaude et même un éclairage domestique très économique, car le fumier produit, outre de l'acide carbonique et de l'ammoniaque, de nombreux carbures d'hydrogène gazeux qui brûlent avec une flamme éclairante. On peut les recueillir dans un gazomètre, de même que l'ammoniaque qui se perd dans l'atmosphère et qu'il serait facile d'emmagasiner et d'employer à l'état liquide.

On estime à 800 millions la valeur du fumier produit annuellement en France. En évitant l'appauvrissement de cette masse d'engrais, on augmenterait d'un bon tiers sa valeur fertilisante.

Que votre sollicitude s'étende à tout ; contribuez à la propagation des langues étrangères ; poussez les jeunes gens, qui ont quelques aptitudes, à les étudier ; qu'ils fassent un tour à l'étranger pour s'y perfectionner, pour en rapporter des notions artistiques ou pratiques, dont ils feront ensuite profiter leur village.

Un dernier progrès à réaliser, et non le moins important, c'est d'enseigner aux campagnards qui font eux-mêmes leur pain et redoutent avec raison les mélanges frauduleux qui se pratiquent chez les petits boulangers, les moyens d'obtenir une panification régulière, saine et hygiénique.

— « C'est à la ménagère de faire son pain en petite quantité à la fois, de se servir exclusivement de levain frais, d'abandonner aux bras vigoureux le soin et la fatigue du pétrissage, de laisser lever la pâte dans un endroit convenable, de la cuire suffisamment longtemps dans un four conforme au bon sens, suffisamment chaud ; de placer et de conserver son pain dans un endroit frais, sec, aéré, loin de l'humidité et de l'obscurité ; c'est à elle de ne plus tirer vanité d'une fournée considérable, de choisir une farine nouvellement moulue, fraîche, sèche et de bonne provenance, et de jeter sans regrets au fumier le pain avarié, moisi, mal fait ou mal cuit. »

Généralement, le médecin représente l'homme le plus instruit, le mieux doué de sa commune : c'est un devoir d'en faire profiter les déshérités, placés au-dessous de lui, de même que c'est une obligation sacrée pour les personnes riches, d'avoir la main toujours ouverte et de se montrer généreuses.

Soyez généreux par le cœur, chers confrères ruraux, puisque votre modeste situation ne vous permet pas de faire l'aumône sans compter. A défaut de monnaie trébuchante et ayant cours, soyez prodigues de bons conseils, faites-vous aimer et bénir, même par vos adversaires. — Ce sera une excellente réfutation à opposer au socialisme agraire, aux vaines déclamations des hâbleurs, qui d'ailleurs, s'ils ont pu troubler l'esprit des ouvriers des villes, arriveront moins facilement à triompher du gros bon sens de Jacques Bonhomme.

Ce dernier ne s'en rapporte pas à des phrases creuses, à des promesses en l'air, il lui faut voir et toucher comme le Thomas des écritures.

Je me résume en disant que le médecin a un magnifique rôle à jouer, en dehors de l'exercice de son art, en devenant avec les années une sorte de Mentor et de père vénérable, pour tous ceux qui l'approchent ; il faut qu'on le consulte avec déférence, non seulement pour les soins du corps, mais encore dans toutes les circonstances où un bon avis s'impose, où une sage direction est nécessaire.

Il faut que, selon la recommandation de Jules Simon, il prenne une part active à la croisade pour la science, en dehors de laquelle il ne saurait plus y avoir ni supériorité, ni sécurité.

HEURES BÉNIES

> Douceur du passé qu'on se remémore,
> A travers les brumes du temps
> Et les brumes de la mémoire !

Malgré les pessimistes et les découragés, notre profession, tout comme les autres, comporte des heures charmantes et des souvenirs réconfortants, qu'on ne saurait trop magnifier : Quel est celui qui n'a pas, au moins tous les ans, quelques belles journées à marquer d'une pierre blanche, matinée embellie par un succès opératoire, par une intervention thérapeutique suivie de réussite ; soirée couronnée par une action louable, par un secours intervenu à point ou par un bon conseil donné avec tact ?

Le passé s'auréole tout particulièrement de reflets roses, si ce qui nous advint d'heureux, de touchant, de doux, eut pour témoin le soleil radieux des beaux jours, l'émoi frissonnant des feuillées nouvelles, alors que la nature est en fête, que tout est concert, enchantement et lumière, qu'il y a comme une détente générale, une trêve de la douleur et des misères humaines.

Ah ! la bonne absinthe (celle-là est permise), comme elle vous grise délicieusement !

Après avoir bien employé son temps au service de l'humanité, on a le droit de savourer voluptueusement le bien-être de son *home*, de rêvasser paresseusemènt sous la tonnelle, dans la limpidité vaporeuse et la tiédeur alanguissante du crépuscule.

Il y a des soirées exquises qui font croire à un être suprême même les plus athées, qui font sentir tout particulièrement le prix de la vie, non seulement de la sienne propre, mais de celle des autres.

> C'est un mystère que la nuit,
> On entend se parler les choses,

chante-t-on dans une délicieuse mélodie du grand maître Saint-Saëns, interprétée de façon exquise aux Concerts Colonne. C'est l'heure du repos et du rêve :

> Le corps s'endort, l'âme s'enfuit :
> C'est un mystère que la nuit !

A Paris et dans les grandes villes, on ne jouit presque pas du charme étoilé des choses d'en haut ; mais cette contemplation dont on ne se

lasse jamais est souvent permise à nos confrères
ruraux, ceux du moins qui savent payer un
juste tribut d'admiration aux merveilles du
firmament. Comme Xavier de Maistre, ils aiment
à penser que ce n'est point le hasard qui conduit jusqu'à leurs yeux cette émanation des
mondes éloignés, et chaque constellation verse,
avec sa lumière, un rayon d'espérance dans leur
cœur.

Lorsque leur pensée s'est élevée jusqu'à ces
planètes qui scintillent, ils concluent volontiers
avec ce philosophe : « Spectateur éphémère d'un
spectacle éternel, l'homme lève un instant les
yeux vers le ciel et les referme pour toujours ;
mais pendant cet instant rapide qui lui est
accordé, de tous les points du ciel et depuis les
bornes de l'univers, un rayon consolateur part
de chaque monde et vient frapper ses regards,
pour lui annoncer qu'il existe un rapport entre
l'immensité et lui, et qu'il est associé à l'éternité ! »

*
* *

Hugues le Roux fait allusion dans un de ses
livres à la joie qu'on éprouve à conduire devant

un paysage qui nous a ravis l'être que nous aimons. — Il semble qu'il nous appartienne un peu et que nous en fassions le don dans un mouvement de tendresse.

J'ai tenté quelque chose d'analogue, en essayant de faire partager mes sensations champêtres à mes lecteurs, du moins à ceux qui ne sont pas indifférents au spectacle des grands horizons, comme à l'intimité plus discrète de leur entourage direct.

Il ne leur est même pas défendu, après avoir bâti et planté comme le vieillard de La Fontaine et à l'exemple des écrivains épris de nature, ou des âmes sensibles du xviiie siècle, de rêver pour leur ultime demeure d'une tombe humblement blottie sous les arbres, en quelque coin de terre qui leur soit familier, — qui correspondrait à *l'accubitorium*, lieu de repos ou de sommeil des anciens.

Ce vœu a été réalisé par Marmontel, qui fut enterré dans le joli jardin de la Rivette, près Gaillon-sur-Seine ; par Rousseau, qui trouva enfin le repos dans le frais îlot d'Ermenonville ; par Molé, inhumé en plein champ, près d'Antoni, et dont on voit encore le monument ; par Favart, le véritable créateur de l'opéra-comique, qui s'était retiré à Belleville et voulut reposer dans son jardin, « plein de riants ombrages, de fleurs rustiques et d'oiseaux chanteurs ».

Elles abondent autour de Paris et jusque dans le parc Monceau ces pierres tombales, couvertes de lierre et de mélancolie, qui avaient tant d'attrait pour les contemporains du bon Delille.

Les premiers chrétiens des Catacombes avaient le plus grand respect pour les morts, pour cette demeure corporelle que la vie avait quitté momentanément et sur laquelle planait l'espoir du grand réveil. Je me rappelle avec émotion l'hymne pour les funérailles de Prudence, dont j'ai eu l'occasion de lire à Rome même les vers admirables que voici : « Terre, reçois et garde dans ton sein maternel cette dépouille que nous te confions : Ce fut le séjour d'une âme créée par l'auteur de toutes choses; c'est là qu'habitait un esprit animé de la sagesse du Christ. Couvre ce corps que nous déposons dans ton sein. Un jour celui qui l'a créé et façonné de ses mains te redemandera son ouvrage. »

Il est à souhaiter qu'aucun médecin philanthrope ne soit exclu de cette espérance ; il est à souhaiter aussi que la mode nous ramène vers cette terre nourricière des peuples primitifs, qui représente tant de joies profondes pour le propriétaire rustique, qui correspond même à une sorte de capital inaliénable, ou du moins beaucoup moins facile à perdre que les fonds placés dans une entreprise et surtout dans des spéculations hasardeuses.

En somme, dès qu'on a quitté la ville et ses bruits assourdissants, tout devient caresse pour l'oreille, même le cocorico trop matinal de la gent emplumée, ou l'appel des graves ruminants. J'en ai eu encore la preuve, l'été dernier : après avoir tout d'abord maudit une bande de pierrots qui avaient élu domicile sous les fenêtres de ma chambre à coucher et remplissaient les frondaisons de leurs jacassements, à une heure vraiment intempestive,

> Pour chanter dans le ciel l'hymne naissant du jour.
> (LAMARTINE.)

Je me suis peu à peu familiarisé avec leur bavardage, et dans un demi-sommeil il m'est arrivé à diverses reprises de m'initier en quelque sorte à leur langage. — Du haut des dernières branches, une voix un peu grave semblait faire tout d'abord l'appel de ces gavroches ailés : — Titine — Dodore — Jujules — Gugusse — Zidore, etc... Et des voix au timbre aussi changeant que sarcastique de répondre... présent.

On faisait ensuite un bout de toilette, après s'être félicité de se retrouver au rendez-vous, sans avoir à gémir sur les absents, sur les victimes de la goinfrerie des chats du voisinage. — Il y avait, hélas, des vides, de temps en temps, et l'aubade matinale s'en ressentait. Elle était en mineur et moins sonore. Mes étourdis devaient se dire que leur tour était peut-être proche, et cette perspective, vous l'avouerez, était bien faite, pour leur inspirer un peu de mélancolie. — Celle-ci n'était pas d'ailleurs de longue durée et l'appel était généralement suivi d'une récréation bruyante, où chacun racontait ses prouesses de la veille, avec force battement d'ailes. Suivait généralement une période d'accalmie, de recueillement, où on susurrait en faux-bourdon une sorte de chant d'action de grâces, pour avoir échappé au danger. Je suppose aussi qu'on formait des vœux pour que la journée qui allait commencer fût clémente à tous, pour que la nature en fête fût prodigue de grain et de mourron savoureux.

Et n'allez pas croire qu'il y eût de la cacophonie, des dissonances dans ces conciliabules; c'était beaucoup moins discordant qu'à la laïque ou à la bourse. J'étais agréablement bercé par ces bavards turbulents, même lorsque leur petit bec lançait ses notes les plus aiguës, au moment par exemple de leurs vantardises, ou de leurs querelles. Il y en avait certainement dans le nombre qui devaient avoir l'humeur querelleuse de d'Artagnan, ou la fatuité des autres mousquetaires.

Mais tout s'apaisait, dès que la voix grave dont j'ai déjà parlé, probablement celle de quelque vénérable aïeul, se faisait entendre. On sentait qu'elle était pleine d'indulgence pour ces vauriens, qui, malgré le débraillé et le décousu de leur existence, malgré les mauvais exemples, avaient su garder le respect de l'autorité, — déférence envers les anciens, soumission aveugle envers ceux qui avaient rudement fait l'expérience de la vie, en laissant plus d'une plume dans la lutte pour l'existence.

Quelle leçon pour nos démocraties, où on cherche à ravaler tout ce qui est élevé, où on ne sait pas s'incliner devant les supériorités !

.·.

On a célébré le printemps et l'été, de toutes les façons, en prose et en vers, et il suffit d'y faire allusion pour que de gracieux souvenirs affluent en masse à l'esprit, pour que la mémoire charmée évoque aussitôt les vagues fécondes des chaumes d'or entrechoquant leurs épis, ainsi que les brises folles, dont l'odeur donne le vertige et qui

> Portent à Dieu, dans leurs haleines,
> Tout ce que ce globe a d'encens !

L'automne est tout aussi attirant ; quelque chose de particulièrement exquis (*lætitia rerum*) chante en nous, à cette époque, dans la paix du matin et dans la mélancolie du soir ; comme l'a dit Victor Hugo,

> L'âme dans l'infini croit voir un grand sourire.

C'est l'attrait des fêtes qui vont finir et la nature semble avoir des caresses et des douceurs maternelles, bien que ce soit la

lin des vacances pour les fleurs et que le brouillard jette partout ses housses.

André Theuriet a décrit récemment la séduction des dernières belles journées d'octobre, les
charmes enjôleurs et l'exquisité de l'arrière-
saison, avec ses prairies semées de colchique,
la ligne frissonnante des peupliers sveltes, les
frondaisons fauves des taillis et la gamme des
jaunes, l'orange, le safran, l'ocre, le vieil or :
« L'atmosphère elle-même, imprégnée du reflet
de ces blondes couleurs, semble rouler de l'or
fluide. Dans la tiède paix des bois ensoleillés,
de menus bruits épars s'harmonisent mollement
avec le ciel vaporeux, les arbres roussis et les
champs où brûlent des feux d'herbes sèches :
Sons mats des glands et des châtaignes tombant
sur le sol humide, frêle musique des rouges-
gorges, frôlement ailé des feuilles caduques et
tournoyantes, rires légers d'enfants picorant des
mûres parmi les ronciers.

Ces brèves heures lumineuses et chaudes,
ces feuillages opulemment nuancés que le
moindre souffle détache de la branche, ces fleurs
violettes déjà marcescentes, ces chants d'oiseaux
si caressants et si courts, tout ce paysage si

éclatant et si mobile donne l'impression à la fois délicieuse et alanguie de certaines poésies des époques de décadence.

Cette période est surtout comme le reflet de la propre personnalité de ceux d'entre nous, qui approchent de la cinquantaine. Il a neigé sur les têtes et on cherche à se rassurer en se disant que « si la cîme de la montagne est blanche, le fond de la vallée est encore vert », mais les plus favorisés, ceux qui gardent un cœur obstinément chaud, déclinent quand même et ne dédaignent pas de se réchauffer, le soir venu, au clair brasier des premières flambées.

L'automne de la nature est moins mélancolique que celui de l'humanité et il n'est pas un écrivain, un poète, un artiste, qui ne quittent avec regret la campagne. — Celle-ci représente pour eux une sorte d'inspiratrice, encourageante et consolante. — Et comme ils ont mille fois raison les emmurés de Paris de rechercher de plus en plus les salubres caresses de l'air des champs, d'y séjourner le plus longtemps possible avant de regagner la ville épuisante et perfide.

.*.

Tout cela est fort joli, me dira-t-on, mais c'est de la poésie, de la littérature, un bel assemblage de mots et rien de plus.

Et moi à mon tour je dirai que c'est blasphémer que de ne pas reconnaître l'action apaisante d'une nuit sereine, sur les nerfs désemparés du plus grand nombre des terriens. — Bénissons-la au lieu de la ridiculiser, cette harmonie d'un beau soir d'été, qui représente une si heureuse diversion aux dissonances et aux heurts de la journée, qui apporte aux mortels abattus comme à la fleurette qui s'inclinait sur sa tige, sa goutte de rosée, c'est-à-dire l'apaisement et de nouvelles forces. — Votre cerveau surchauffé va être rafraîchi, votre cœur agité ne tardera pas à se calmer et vous participerez à la sérénité apaisante du soir et vous vous endormirez bercé par les ronronnantes incantations, que la nature susurre maternellement à vos oreilles.

Ah! certes non, il n'y a pas lieu de rire des poètes et de la poésie ; la triste prose, l'odieuse réalité nous offusquent trop souvent et il est nécessaire de s'en dédommager. Vous heurtez quotidiennement la misère et la souffrance, au lit de vos clients ou même pour votre propre compte ; raison de plus pour vous évader momentanément loin du monde réel, pour vous laisser emporter par votre imagination vers les régions rêvées, où le mal n'a pas d'accès, où la bonté règne en souveraine, où tous les cœurs battent à l'unisson, où on est affranchi du souci quotidien, de la haine, des rivalités, en un mot de tout ce qui assombrit ou empoisonne notre existence.

Hélas, l'heure n'est plus aux sérénades et aux barcarolles, aux ballades et aux tendres aveux. A-t-on assez tourné en ridicule les romances, avec ou sans paroles, de 1830 !

A-t-on assez ri des amours platoniques, de la sentimentalité de ces mélomanes démodés, de ce qu'il y avait de fadasse et de rococo dans leurs plus enivrantes sensations !

Mais qu'a-t-on mis à la place ; qui donc a remplacé Daphnis et Chloé, Estelle et Nemorin, Paul et Virginie ?

Vous le savez, c'est la chanson rosse, l'argot des caboulots, la pétomanie, les grossières élucubrations de la plupart des rimailleurs de

Montmartre, qui expectorent eux-mêmes des farces ineptes sur la bobine de Socrate et les lamentations de ce vieux raseur de Jérémie, dont le patriotisme ne cesse de gémir sur les malheurs qui vont fondre sur nous.

Ah ! nous n'avons pas gagné au change et devant tant d'ordures, tant de blague et de cynisme, les esprits délicats demandent instamment qu'on les ramène au pays des fées, au royaume des elfes et des ondines, des contes et des légendes, qu'on leur rende les églogues du bon vieux temps, les bergères enrubannées, la musette et le chalumeau des pastours, le roucoulement des ramiers et la plainte des tourterelles, les harpes sur les lacs, le chant des cygnes mourant et la voix de l'Éternel discourant dans les vallons.

Ils en ont jusqu'à la nausée des refrains de bastringue, des crincrins épileptiques, du naturalisme, et de toute la fange qu'on ne cesse de projeter sur tout ce qu'il y a encore en France de propre et de parfumé.

Le moment est propice pour réagir, pour prendre un bain purificateur et se remettre de tant d'alarmes, dans le sortilège du clair-obscur, des laiteuses clartés de l'astre des nuits, de cette classique Phœbé dont la seule face a le don d'émoustiller et de rendre hilare l'innombrable catégorie des imbéciles. Ce qui n'empêche pas sa lumière opaline, sa lueur de moire blanche, de correspondre à quelque chose d'infiniment exquis, de divinement calme.

N'ayez donc pas honte, chers confrères, d'écouter chanter le rossignol qui vaut bien Bruant et Yvette Guilbert, de vous laisser inonder en quelque sorte par la grande paix de la nature, au moment où le soir estompe toutes choses ; ne craignez pas de vous abandonner au frisson salubre du plein air, à la magie enveloppante du paysage, féerie des sous-bois ou majesté des grands chênes impassibles, à cette sorcellerie ambiante que les plus riches vocables ne sauraient rendre et qui, dans ce mois enchanteur, nous permet d'oublier et de renaître en quelque sorte à une nouvelle vie.

Par ce temps de débinage, de sarcasmes et d'outrance, où on cherche à rapetisser tout ce qui est grand, où les petites choses attirent seules l'attention, qu'il serait donc agréable de pouvoir faire une vraie fugue dans une autre planète, de s'esquiver avec une fierté hautaine et un parti pris d'isolement, loin de l'animalité accumulée des foules, de filer vers les sommets, vers la lune ou ailleurs, dans de la pénombre et de l'imprécision !

GASTRONOMIE CONFRATERNELLE

J'ai assisté dans ma vie à d'innombrables banquets, réunions de compatriotes, d'anciens condisciples, de sociétés scientifiques, etc., et j'ai gardé un excellent souvenir de presque toutes ces agapes. Je regrette même que mon estomac devenu un peu ombrageux ne me permette plus d'y prendre une part aussi active que par le passé. Ces petites fêtes sont pour les médecins autant d'agréables échappées ; elles représentent des heures de désarmement et contribuent à rapprocher bien des voisins, qui, sans ce trait d'union, suivraient des routes divergentes. Je suis grand partisan de ces dîners, où les coudes se touchent, où le cœur s'épand sans amertume, où les divisions s'évanouissent, où règne une atmosphère rassurante de concorde.

Groupez-vous, confrères, le plus possible ; multipliez les anniversaires et les motifs de commémoration ; revivez autour de la même table les joies d'une tâche analogue, dignement rem-

plie, en oubliant ses désenchantements, avec
un parti pris bien arrêté de ne pas ressusciter
les fautes, de ne pas raviver les plaies, qui pourraient porter atteinte à l'harmonie, à la bonne
confraternité. Vous ne pourriez que perdre à vous
réfugier dans l'indifférence, dans l'isolement, à
ne pas contribuer à l'épanouissement de plus en
plus complet de l'influence médicale.

Puisque des esprits clairvoyants ne cessent de
nous répéter que le malaise de la profession ne
peut que s'accentuer, que nous en sommes au
dernier repas des Girondins, nous ferons bien
avant de disparaître d'imiter la solidarité de ce
groupe illustre, qu'une même auréole enveloppe.
— Comme ces hommes de bien et de mérite,
à défaut de notre propre sauvetage si compromis,
nous préparerons le bonheur des générations
suivantes, en mettant virilement en pratique le
conseil donné à ses amis par le noble cœur
de Mme Roland, si désintéressé des ambitions
vulgaires : « Quand on ne s'est pas habitué à
identifier son intérêt et sa gloire avec le bien
et la splendeur du général, on va toujours peti-
tement, se recherchant soi-même et perdant de
vue le but auquel on devrait tendre. »

Pour saisir ce qu'il y a de juste et de prudent dans cette recommandation, il n'est pas nécessaire d'être un sublime orateur comme Vergniaud, d'avoir les qualités de l'estimable Guadet, l'aimable philosophie du digne Sers, la solidité de principes de Clavières, la souple intelligence de Garat, le désintéressement de Brissot ou de Lanthenas.

Les Girondins les moins fermes de notre corporations, je veux dire les médecins les plus disposés à capituler, les plus jeunes et les plus vieux, les plus besogneux aussi, n'ont pas à faire de grands efforts d'imagination pour comprendre qu'ils ne peuvent pactiser avec les Jacobins adverses. J'entends par là les mutualistes de tout acabit, les pouvoirs publics et tous les exploiteurs, bourgeois cupides et paysans madrés, qui ne cherchent qu'à duper le médecin, qu'à faire appel à ses lumières, à son dévouement, sans vouloir rémunérer convenablement son intervention.

La lutte isolée serait impossible contre tant d'ennemis ; mais la victoire pourrait bien se ranger de notre côté, si l'assaut était dirigé en masses compactes, sans désertions ni compromis.

. . . .

. . . .

Pour faire diversion à ces graves pensées, j'ajouterai que si les banquets médicaux offrent les plus grands avantages au point de vue de la bonne entente et du groupement de nos forces, ils présentent plus d'un inconvénient pour la sécurité de notre tube digestif. — N'a-t-on pas dit que la plupart des repas de cérémonie ressemblaient au fameux souper de Ferrare et que si Lucrèce Borgia faisait son apparition au dessert en criant « Messeigneurs, vous êtes tous empoisonnés », il ne faudrait pas en être autrement surpris.

J'ai encore présent à l'esprit un toast du D\u2071 Brémond, qui, dans une des réunions de la Presse scientifique, nous a donné le frisson et a porté une grave atteinte au bien-être de notre digestion, en nous dévoilant les horreurs qui se trament autour des fourneaux.

A l'entendre, il ne nous resterait plus qu'à faire notre testament, après avoir ingurgité dans la même soirée les mets et les liquides les plus invraisemblables, truite maquillée dont la sauce est faite avec du beurre bifalsifié ; langouste passée au blanc, dont la mayonnaise volcanique est capable d'incendier les entrailles les plus tolérantes ; viandes tuberculeuses et suspectes d'animaux morts de surmenage ou de vieillesse ; œufs artificiels ou antédiluviens, faux escargots ; légumes obtenus, grâce à la collaboration de la chaux potassique, du chlorhydrate d'ammoniaque et de l'hydrothérapie chaude et froide, sans compter les sels de cuivre destinés à leur rendre la fraîcheur disparue ; fromage aux opinions trop avancées, pâtisserie à base de gelée de pétrole, etc...

« Est-ce là, s'écrie notre confère, ce qui rend nos festins contemporaius si maussades ? Est-ce la certitude de l'intoxication continue et irrémédiable qui en bannit l'entrain ? Car c'est par là surtout qu'ils pèchent.

Cela ne prouve guère en faveur de notre courage. Puisqu'il n'y a pas moyen d'échapper à l'empoisonnement, encore faudrait-il faire bonne figure en face de ce danger contemporain.

D'ailleurs, nos repas n'emportent pas tout de suite. Fontenelle disait que le café est un poison lent qui tue entre quatre-vingts et cent ans. Je crois que la cuisine moderne va plus vite, mais ce n'est pas une raison pour s'y soumettre avec mélancolie.

La mauvaise qualité des aliments qu'on sert et l'effronterie des vins qu'on boit y sont certes pour quelque chose. « Vous êtes un drôle ! » répondit Nestor Roqueplan, furieux, au valet qui lui annonçait « Madère ! ». Mais tout le mal provient, à mon avis, de ce qu'on ne sait plus causer, et de ce que, ne sachant plus causer, on ne sait plus digérer.

« L'animal se nourrit, a dit Brillat-Savarin, l'homme mange ; l'homme d'esprit seul sait manger. » Voilà toute l'affaire.

Non seulement nos pères savaient composer un menu, mais ils savaient choisir leurs invités. Ils ne voulaient autour d'eux que des visages amis, respirant la confiance et la bonne humeur. Une figure renfrognée ou déplaisante est une cause de trouble dans la digestion. Pour eux, un repas était une chose sérieuse qui ne devait pas être abandonnée au hasard. Ils sortaient de table la tête libre et l'estomac léger, ayant eu soin de mettre en pratique ce précepte d'un sage : Les meilleurs condiments d'un bon dîner sont l'esprit et la gaieté.

Étonnons-nous, après cela, si nous sommes tous dyspeptiques ! »

Évidemment, il y a un fond de vérité dans ce qui précède. Faisons la part de la sophistication, j'y consens, sans oublier celle du paradoxe et du parti pris. — Le procès est fait avec humour, mais il n'empêchera personne de réserver un accueil sympathique aux benoîtes poulardes, venues du Mans ou d'ailleurs, tout comme aux crus aristocratiques, dûment estampés, de la Bourgogne ou du Bordelais.

Pour plus de prudence, afin de nous préserver des maléfices des gargotiers, les organisateurs feront bien de ne choisir que des plats simples, peu compliqués, ne se prêtant pas à la fraude, d'honnêtes fricassées, des rôtis orthodoxes faits à la broche, des légumes frais n'ayant eu aucune accointance avec le tout-à-l'égoût, des vins sincères et des laitages authentiques.

Foin des brouets délétères, des mixtures et des conserves, des fumets provocateurs, des bisques et entremets perfides, de tout ce qui constitue le régime des cabinets particuliers et permet à des Vatels fin de siècle, voués à la démence alcoolique, de se livrer à des élucubrations ultra-fantaisistes.

Pourvu que vous écartiez tout sujet de mélancolie ou de discorde, après avoir déposé au vestiaire les soucis quotidiens et les lugubres hantises, il y a de grandes chances pour que vous subissiez avec plaisir l'influence remontante des autres convives, des plus expansifs, tout au moins, ceux dont le rayonnement sait dissiper la brume des cerveaux les plus atrabilaires.

S'il le faut, vous réparerez cette petite débauche, le lendemain, par une grasse matinée, une sobriété et une tempérance exceptionnelles !

BAVARDAGE MÉDICO-LITTÉRAIRE

Dans ses mémoires, *Soixante ans de souvenirs*, Legouvé consacre un chapitre à Népomucène Lemercier, dont il ne reste guère qu'un nom, et dont la réputation fut pourtant géniale. Cet enfant merveilleux, filleul de la princesse de Lamballe, eut une tragédie jouée au Théâtre-Français, avant 89, alors qu'il n'avait que quatorze ans. La reine Marie-Antoinette, qui assistait à la représentation, le présenta au public et l'embrassa aux applaudissements de toute la salle.

Plus tard, il s'adonna à la peinture avec David et son ardeur intellectuelle lui fit même étudier la médecine. L'amour l'y fit renoncer et voici comment : « Au milieu de ses études anatomiques, il s'éprit d'une jeune femme d'un éclat de beauté incomparable. Un jour, assis près d'elle, il se sent tout à coup le jouet, la proie de la plus étrange fascination. La science d'anatomiste le poursuivant près d'elle, son regard devient comme un scalpel. Malgré lui, l'œil fixé sur ce cher visage, il le dépouille de son teint, de sa fraîcheur ; malgré lui, il cherche, il suit sous ces chairs éclatantes le jeu des fibres, des muscles, des nerfs ; il les dissèque ; il fait de cette tête charmante une tête de squelette. Épouvanté, il veut chasser cette vision et s'enfuir ; mais, à peine revenu, le lendemain, en face de celle qu'il aimait, cet infernal travail de dissection recommence. Alors saisi de rage, il jette là cette affreuse science qui tuait l'amour en lui et consacre ses ressentiments dans le poème de *Lanhypocrisiade*, en les prêtant à Copernic :

> Je n'ai trouvé dans l'homme, au grand jour dépouillé,
> Qu'un labyrinthe obscur où je me suis souillé.
> J'ai reculé, j'ai fui ce néant de moi-même,
> Et, me réfugiant dans la raison suprême,
> J'ai repoussé cet art qui m'offrait trop souvent
> L'aspect de l'homme éteint dans l'homme encore vivant.

Et il fit bien, puisque, le 24 avril 1797, il s'emparaît de l'attention de ses contemporains qui saluèrent en lui l'héritier direct de nos grands poètes, à la suite du succès triomphal de son *Agamemnon* ; mais comme on revient toujours à ses premières amours, avec Chénier, il chercha plus tard la poésie dans la science et, dans l'*Atlantiade*, consacra des milliers de vers à l'histoire naturelle.

.*.

Les mêmes mémoires de Legouvé nous apprennent que le père d'Eugène Süe, qui était médecin du roi, sous le prétexte que son fils avait suivi ses leçons de clinique, eut l'audace, après un court séjour à l'hôpital de Toulon, de le faire embarquer sur un navire de l'État avec l'uniforme et le titre de chirurgien en chef :

« Vous figurez-vous l'impression produite sur un esprit sceptique et moqueur par un tel abus de favoritisme ? Aussi, à peine fut-il à bord, qu'il fit venir le docteur adjoint, son inférieur, celui qui aspirait depuis trois ans à cette place, et il lui dit : « Monsieur, l'uniforme que je porte devrait être le vôtre ; la place que j'occupe vous appartient ; je ne suis ici que par la plus monstrueuse iniquité. Je ne sais pas plus le codex que le code, ce qui est beaucoup dire ; aussi vous comprenez bien que je suis trop honnête homme pour ordonner la plus inoffensive des drogues au plus humble des hommes du bord ; c'est vous qui ferez tout, j'ordonnerai vos ordonnances ;

seulement pour garder le décorum, je me char-
gerai de l'hygiène du bâtiment, c'est-à-dire que
je conseillerai aux matelots de ne pas trop
boire ! »

Cette franchise fit du sous-chef d'Eugène Süe
le meilleur de ses camarades. L'illustre écrivain
ne revint qu'après trois ans de navigation, ayant
plus vécu, plus vu, plus souffert que la plupart
des hommes dans le cours d'une longue vie.

Et voilà comment il devint ultérieurement le
Cooper français, le créateur du roman maritime.

C'est égal, ses subordonnés l'avaient échappé
belle et il est heureux que le recrutement médical se soit fait depuis dans des conditions plus
équitables.

*
* *

Les relations de J.-J. Rousseau avec les médecins furent loin d'être toujours amènes. Dans
ses *Rêveries du promeneur solitaire,* ouvrage
faisant suite aux *Confessions* et qui est loin
d'avoir le même attrait et la même valeur littéraire, Rousseau, découragé, fatigué, aigri,
dénonce les médecins et les oratoriens comme
ses plus redoutables adversaires : « Quand tous

mes ennemis particuliers seront morts, dit-il, quand je n'aurai plus pour persécuteurs que ces deux corps-là, je dois être sûr qu'ils ne laisseront pas plus de paix à ma mémoire, qu'ils n'en laissent à ma personne, de mon vivant. Peut-être, par trait de temps, les médecins, que j'ai réellement offensés, pourroient-ils s'apaiser ; mais les oratoriens, que j'aimois et que je n'offensai jamais..... seront à jamais implacables, et le public, dont ils auront soin d'entretenir et ranimer l'animosité sans cesse, ne s'apaisera pas plus qu'eux... »

Pauvre grand écrivain « que l'œil de la malignité navrait et déconcertait », il y a longtemps que nous lui avons pardonné ses dires sur la vanité de notre art et l'inutilité de nos soins ; nous ne voulons nous souvenir que des temps plus heureux de ses courtes prospérités, où, « suivant les mouvements de son cœur soucieux de la félicité publique, il pouvoit quelquefois rendre un autre cœur content ».

Nous ne demandons pas mieux que de « le laisser errer nonchalamment d'herbe en herbe, de plante en plante, de bois en bois, de roche en roche, fairé la revue de chaque fleur, tout en dédaignant les systèmes et les méthodes des botanistes ».

Il nous amuse même, lorsque arrêté dans une prairie émaillée, il redoute que ses herborisations ne le fassent prendre pour un frater, chercheur d'herbes, propres à guérir « la rogue des enfants, la gale des hommes, ou la morve des chevaux ».

Toute cette pharmacie aurait souillé ses plaisirs champêtres, et, comme il ne croyait pas à la médecine et à ses remèdes, il déclarait hautement qu'on ne saurait aller chercher « des guirlandes pour les bergères parmi des herbes pour les lavements ».

Nous trouvons même fort spirituelle la tirade qui va suivre : « Je sens que le plaisir que je prends à parcourir les bocages serait empoisonné par le sentiment des infirmités humaines, s'il me laissait penser à la fièvre, à la pierre, à la goutte et au mal caduc. Du reste, je ne disputerai point aux végétaux les grandes vertus qu'on leur attribue ; je dirai seulement qu'en supposant ces vertus réelles, c'est malice pure aux malades de continuer à l'être ; car, de tant de maladies que les hommes se donnent, il n'y en a pas une seule, dont vingt sortes d'herbes ne guérissent radicalement ! »

*
* *

Il y a dans *Madame Bovary* un passage, qui m'a toujours paru d'autant plus charmant qu'il s'applique à la répétition quotidienne d'une scène analogue, au moins parmi les jeunes ménages de la corporation. C'est celui où, peu de temps après leur mariage, Emma se met à la fenêtre pour voir partir son mari. Celui-ci fait ses préparatifs avant de se mettre en route pour aller voir ses malades ; il boucle ses éperons sur la borne, pendant que la coquette continue à lui parler d'en haut et que la vieille jument blanche attend immobile à la porte : « Charles lui envoyait un baiser ; elle répondait par un signe, elle refermait la fenêtre, il partait. Et alors, sur la grande route qui étendait, sans en finir, son long ruban de poussière, par les chemins creux où les arbres se courbaient en berceaux, dans ces sentiers dont les blés lui montaient jusqu'aux genoux, avec le soleil sur ses épaules et l'air du matin à ses narines, le cœur plein des félicités de la nuit, l'esprit tranquille, la chair contente, il s'en allait ruminant son bonheur, comme ceux qui mâchent encore, après dîner, le goût des truffes qu'ils digèrent.

« Jusqu'à présent qu'avait-il eu de bon dans l'existence ; mais il possédait pour la vie cette jolie femme qu'il adorait. L'univers, pour lui, n'excédait pas le tour soyeux de son jupon ; il avait envie de la revoir ; il s'en revenait vite, montait l'escalier, le cœur battant ; il arrivait à pas muets, il la baisait dans le dos, elle poussait un cri. Il ne pouvait se retenir de toucher continuellement à son peigne, à ses bagues, à son fichu ; quelquefois il lui donnait sur ses joues de gros baisers à pleine bouche, ou c'était de petits baisers à la file tout le long de son bras nu, depuis le bout des doigts jusqu'à l'épaule ; et elle le repoussait à demi souriante et ennuyée, comme on fait à un enfant qui se pend après vous. »

On sait que le rêve ne fut pas de longue durée et que, comme dans une des premières pièces de Rostand, Pierrot qui rit ne tarda pas à être remplacé par Pierrot qui pleure, Sancho par Hamlet, Démocrite par Héraclite, qui ne cesseront de représenter la double face de notre humanité dolente et chantante à la fois.

Hélas ! elles disparaissent vite les jolies bulles de savon irisées par les couleurs de l'arc-en-ciel !

.*.

Vous avez certainement lu l'histoire de ce monarque d'Orient, usé, blasé, malade, à qui ses médecins avaient ordonné, comme remède, d'endosser la chemise d'un homme heureux. L'entourage cherche partout cet être rare ; personne n'échappe à l'enquête ; tout le monde y passe, surtout ceux qu'on considère comme les favorisés du sort, les riches, les puissants, les illustres. Peine perdue, on se heurte en haut comme en bas à des apparences trompeuses, au mensonge du bonheur. Seul, un pauvre diable, chantant à pleine gorge, riant à plein gosier, ose se dire parfaitement heureux ; mais, hélas, le gaillard n'avait pas de chemise !

Aujourd'hui, ce vêtement intime est à peu près unanimement répandu, surtout parmi les médecins, ce qui ne veut pas dire qu'on trouverait facilement un homme heureux dans leurs rangs, malgré les seize mille unités qui composent la corporation.

S'il plaisait à quelque curieux, ayant du temps
à perdre, de se livrer à cette recherche, aussi
ardue que celle des sources du Nil, je l'engage-
rais prudemment à ne pas s'attarder auprès des
anciens, ombrageux et inquiets, sortes de roseaux
plaintifs et moroses, pas plus que chez les *arrivés* de la profession, ceux qui ajoutent à leurs
titres honorifiques le profit de nombreux canoni-
cats. Malgré de séduisants dehors, ces derniers
se sont usés ou aigris dans la lutte ; ils ont tout
sacrifié à leur ambition, paix de la famille et
douceurs de l'amitié ; l'acuité de leur esprit est
appliquée à attirer l'attention, à se maintenir au
pinacle ; ils perdent en sérénité ce qu'ils gagnent
en hochets ; ils perdent en ascendant réel ee
qu'ils dépensent en népotisme et passe-droits.

Notre investigateur, muni ou non d'une lanterne, à la façon de Diogène, aurait plus de
chance d'aboutir, en frappant à la porte de
quelque débutant, exubérant de rêve et d'illusions, ne soupçonnant pas les rivalités et les
déboires qui le guettent.

On est si heureux d'en avoir fini avec les exa-
mens, de pouvoir marcher librement, sans contrôle et sans lisières ; on a tant de confiance en

ses livres, en ses formules de thérapeutique ; il se dégage certainement une joie communicative de cette confiance qui ne redoute pas les responsabilités, de cette sincérité d'enthousiasme.

Ça durera ce que ça pourra, quelques mois ou quelques années : Le désenchantement, l'animadversion, les défaillances et les échecs viendront bien assez vite. Il s'apercevra toujours trop tôt, après avoir bien travaillé et pris de la peine, que ce sont les fonds qui manquent le plus !

*
* *

Il est juste de s'étonner avec Paul Adam de ce que l'État et les municipalités n'élèvent point au médecin préservant mille existences de l'épidémie, comme au mécanicien sauvant un train de la destruction et les voyageurs de la mort, les monuments de gloire partout dressés au souvenir des soldats tués pour la patrie, de l'officier ayant défendu la ville : « Les œuvres de production, dit-il, avec une haute raison, nous semblent bien plus belles que les œuvres de destruction. C'est un nouvel esprit qui a ses héroïsmes, ses beautés, ses grandeurs. Elles ne le cèdent point aux grandeurs d'autrefois. »

L'aimable écrivain espère que la vapeur et l'électricité parviendront même avant longtemps à rapprocher les races et à rendre fraternels les appétits humains. On abattra des murs mitoyens ; l'étranger, l'ennemi, deviendra le voisin et la guerre finira par devenir un simple procès d'arbitrage.

Souhaitons avec lui qu'il ne reste bientôt plus de dévots à la haine et à la guerre, que les foules aient soif de fraternité et que les vigueurs hétérogènes prennent le goût de la sagesse et de l'indulgence. Nous appelons de tous nos vœux ce lendemain bienfaisant où les races se pénétreront, s'estimeront, se pardonneront, feront plus en somme pour la grandeur humaine que tous les exploits des demi- dieux.

*
* *

La pièce de *Struensée*, de M. Paul Meurice, contient de fâcheuses insinuations qui ne resteront certainement pas sans influence sur le public. Au point de vue professionnel, il ne me dit rien qui vaille ce bloc enfariné, je veux dire ce Christian VII, de Danemark, que les médecins de la cour ne savent pas soulager. Seul, d'après la rumeur publique, une sorte d'illuminé, du nom de Struensée, pourrait l'apaiser, le sauver peut-être ; — mais l'étiquette et les droits de la médecine officielle défendent que ses soins soient acceptés.

C'est toujours l'éternelle plaisanterie du *Malade imaginaire*, où Diafoirus prétend que les grands sont bien exigeants, en voulant absolument que leurs médecins les guérissent. Ils ne sont point auprès d'eux pour cela, mais pour recevoir des pensions : c'est à eux de guérir, s'ils peuvent, après qu'on les a traités dans les formes.

Bref, Struensée n'a qu'à paraître pour calmer en un clin d'œil les douleurs de Christian, et, dès l'acte suivant, à cause de ce succès médical, il est premier ministre et adoré de la reine.

En résumé, dans ce drame qui a tant d'analogies avec Ruy Blas, c'est un médicastre non estampillé qui fait la leçon aux savants les plus renommés. Ils ont été impuissants et il suffit qu'il se montre pour que la mort recule, effrayée devant ce redoutable adversaire.

Les rebouteurs, les empiriques, les herboristes, les anciens infirmiers, les curés en rupture de soutane et tous les irréguliers de la corporation n'ont qu'à se frotter les mains ; avec de pareils encouragements, on continuera de plus en plus à faire appel à leurs lumières exceptionnelles et le véritable mérite n'aura qu'à s'effacer devant le charlatanisme, ou même à marcher sur ses traces, puisque la foule veut être trompée et n'accorde sa confiance qu'aux pseudo-docteurs, qu'aux commerçants médicaux.

Pauvres Français, dégénérés voués à l'absinthe, à la bureaucratie et à la bicyclette !

. . . .

Je ne quitterai pas le théâtre sans dire un mot de *la Nouvelle Idole*, de M. François de Currel, où le débat entre la science et la religion, entre les deux fanatismes que l'une et l'autre engendrent, se résout, s'apaise dans l'admiration de deux sacrifices, celui d'une fillette enviant le martyre, au nom de sa foi, celui d'un très haut et très lucide esprit dévoré du besoin de guérir. Il se sacrifie à son tour par bonté universelle en s'inoculant le virus du cancer, pour que d'autres personnes soient plus tard sauvées par son expérience. C'est la charité qui dirigeait ces deux êtres dissemblables, la simple d'esprit et le savant. L'auteur ne pouvant concevoir qu'on soit un martyr sans Dieu suppose que son héros a été guidé dans son sacrifice par l'ascension lente de son âme vers l'unique et universel idéal, de même que « les nénuphars sous l'eau aspirent peu à peu à la nappe ensoleillée ».

Ce sont de très nobles sentiments, de sublimes caractères et le public s'est montré très ému devant tant de réelle beauté.

—

PAROLES D'UN CROYANT DE LAMENNAIS

Extraits et variantes à l'usage des médecins.

Vous êtes fils d'un même père, Hippocrate, et une même mère, la science, vous a allaités ; pourquoi donc ne vous aimez-vous pas les uns les autres comme des frères et pourquoi vous traitez-vous bien plutôt en ennemis ?

Aimez-vous les uns les autres, et vous ne craindrez ni les grands, ni les collectivités qui vous pressurent. Les exploiteurs ne sont forts contre vous que parce que vous n'êtes point unis, que parce que vous ne vous aimez point de tout votre cœur et sans arrière-pensée.

Si l'on frappe un membre, tout le corps souffre. Vous êtes tous un même corps ; on ne peut opprimer l'un de vous que tous ne soient opprimés.

Si un loup se jette sur un troupeau, il ne le dévore pas tout entier sur-le-champ ; il saisit un mouton et le mange. Puis, sa faim étant revenue, il en saisit un autre et le mange, et ainsi jusqu'au dernier, car sa faim revient toujours. — Ne soyez pas comme les moutons, qui, lorsque le loup a enlevé l'un d'eux, s'effrayent un moment et puis se remettent à paître. Car, pensent-ils, peut-être se contentera-t-il d'une première ou d'une seconde proie et qu'ai-je affaire de m'inquiéter de ceux qu'il dévore? — Qu'est-ce que cela me fait à moi? il ne me restera que plus d'herbe.

En vérité, je vous le dis, ceux qui pensent ainsi en eux-mêmes sont marqués pour être la pâture de la bête qui vit de la chair et du sang.

Les monstres qui vous guettent, ce sont les niaiseries malveillantes, les cancans semés et entretenus par les ennemis inconnus, l'envie aux traits venimeux, dont les coups d'épingle répétés, finissent par former une plaie saignante et douloureuse; ce sont les propos acerbes de la calomnie, de la médisance, qui, à la longue, parviennent à entraîner les honnêtetés et les réputations les mieux établies.

Que votre âme soit au-dessus de ces vilenies; ne les accueillez qu'avec la plus grande réserve et à la dernière extrémité.

. . . .

— Pourquoi les animaux trouvent-ils leur nourriture chacun suivant son espèce ? — C'est que nul parmi eux ne dérobe celle d'autrui, et que chacun se contente de ce qui suffit à ses besoins.

Si, dans la ruche, une abeille disait : Tout le miel qui est ici est à moi, et que, là-dessus, elle se mît à disposer comme elle l'entendrait des fruits du travail commun, que deviendraient les autres abeilles ?

La corporation médicale est comme une grande ruche et les médecins sont comme des abeilles. Vous manquerez à la justice et à la charité en enlevant à votre voisin les éléments nécessaires à sa subsistance, c'est-à-dire ses clients attitrés, ceux qui lui étaient acquis de longue date et qu'on ne peut en détacher que par des manœuvres louches et des procédés incorrects.

. . . .

Lorsqu'un arbre est seul, il est battu des vents et dépouillé de ses feuilles ; et ses branches, au lieu de s'élever, s'abaissent comme si elles cherchaient la terre.

Lorsqu'une plante est seule, ne trouvant point d'appui contre l'ardeur du soleil, elle languit, elle se dessèche, et meurt.

Ne soyez donc point comme la plante et comme l'arbre qui sont seuls ; mais unissez-vous les uns les autres, et appuyez-vous, et abritez-vous mutuellement.

Tant que vous serez désunis, et que chacun ne songera qu'à soi, vous n'avez rien à espérer que souffrance, et malheur, et oppression.

Celui qui se sépare de ses frères, la crainte le suit quand il marche, s'assied près de lui quand il se repose, et ne le quitte pas même durant son sommeil. Donc, si l'on vous demande : combien êtes-vous ? répondez : Nous sommes un, car nos frères c'est nous et nous, c'est nos frères.

Faites ainsi, et vous romprez le cours de l'iniquité qui vous emporte lorsque vous êtes seuls, et vous jette brisés sur la rive.

. . . .

Vous n'avez qu'un jour à passer sur la terre ; faites en sorte de le passer en paix. La paix est le fruit de l'amour, car, pour vivre en paix, il faut savoir supporter bien des choses.

Nul n'est parfait, tous ont leurs défauts ; chaque homme pèse sur les autres, et l'amour seul rend ce poids léger.

GRELLETY. — *Impressions médicales.*   15

Si vous ne pouvez supporter vos confrères, comment ceux-ci vous supporteront-ils ?

Vous dites que vous aimez, et il y a, en grand nombre, des malades qui languissent, privés de secours, sur leur pauvre couche, des malheureux qui pleurent sans que personne pleure avec eux. — Si vos ressources ne vous permettent pas de leur venir efficacement en aide, laissez tomber au moins sur eux un regard de pitié, consolez-les, faites luire une lueur d'espoir dans la nuit si sombre de leur découragement et de leur infortune.

Paix sur la terre aux médecins dont la volonté est bonne ! — Car, s'il y a toujours des vents brûlants, qui passent sur l'âme de l'homme et la dessèchent, la bonté est la rosée qui la rafraîchit.

. . . .

Dans la balance du droit éternel, votre volonté corporative pèse plus que la volonté d'un maire, d'un préfet, d'un ministre, car ce sont les électeurs qui font ces fonctionnaires et ces fonctionnaires sont faits pour la masse. Les médecins, en particulier, ne sont pas faits pour les représentants de la collectivité. Ils ne sauraient être liés à eux comme le cheval est soumis à celui qui le monte et en tire profit, comme le fouet du maître à la peau de l'esclave. Il ne faut pas les laisser régner et s'imposer comme s'ils étaient d'une nature plus élevée. Reprenez votre rang, redressez-vous au nom de la liberté et de votre dignité, car ils n'ont d'autre mission que de protéger les bons contre les méchants, afin que le faible puisse vivre en paix ! — En dehors de ce devoir d'assurer le règne de la justice, leur domination ne saurait être que celle de l'orgueil et de la convoitise.

Et c'est pourquoi, lorsqu'on n'a pas à craindre qu'il n'en résulte plus de mal, chacun peut et quelquefois doit en conscience leur résister. Avant d'être à eux, nous sommes à la tolérance, à la droiture, à la bonté, à l'humanité, à la philanthropie.

Ne vous laissez pas tromper par de vaines apparences. Plusieurs chercheront à vous persuader que vous êtes vraiment libres, parce qu'ils auront écrit sur une feuille de papier le mot de liberté et l'auront affiché à tous les carrefours.

La liberté n'est pas un placard qu'on lit au coin de la rue. Elle est une puissance vivante qu'on sent en soi et autour de soi. L'oppresseur qui se couvre de son nom est le pire des oppresseurs. Il joint le mensonge à la tyrannie et l'injustice à la profanation. Gardez-vous de ceux qui disent « liberté, liberté » et qui la détruisent par leurs œuvres.

La liberté luira sur vous quand, à force de courage et de persévérance, vous vous serez affranchis de toutes les servitudes. — Nul n'est assez puissant pour vous faire passer la tête dans le collier et vous atteler au joug, malgré vous !

Il n'est rien que ne puissent ceux qui sont unis pour le bien, ou contre le mal. Le jour où l'entente régnera sera celui de votre délivrance. Lorsque les enfants d'Israël étaient opprimés dans la terre d'Égypte, si chacun d'eux avait voulu sortir seul, pas un n'aurait échappé ; ils sortirent tous ensemble et nul ne les arrêta. Vous êtes aussi dans la terre d'Égypte, courbés sous le sceptre de Pharaon et sous le fouet de ses exacteurs. Levez-vous et sortez ensemble !

Combattez pour briser les chaînes professionnelles, pour relever les fronts courbés et soutenir les genoux qui fléchissent, pour chasser la

faim des demeures confraternelles, pour y rame-
ner l'abondance, la sécurité et la joie !

. . . .

. . . .

Je m'en tiendrai à ces citations, que j'ai à peine
modifiées, pour leur laisser leur saveur et le
lyrisme que Lamennais avait su y mettre. Un
grand souffle, un de ceux qui transforment et
fécondent, en fut l'inspirateur. Ce pamphlet populaire produisit autrefois l'effet d'un coup de
foudre, d'un bonnet rouge planté sur une croix.
Pour Guizot et les gouvernants de l'époque, ces
pages brûlantes correspondaient à une sorte
« d'apocalypse de Satan, à du Babœuf débité
par Ezéchiel ».

Des poursuites et l'emprisonnement furent,
comme on sait, la récompense de la prédication
passionnée de ce démocrate militant, qui aspirait à faire fusionner l'idée chrétienne et l'idée
révolutionnaire.

La plupart des médecins ont peu de goût
pour l'éloquence sacrée, mais je leur souhaite de
ne jamais entendre d'homélie de moindre qualité.
Qu'ils ne s'attachent pas à l'allure hiératique
de cette philosophie progressive, qu'ils se con-

tentent de faire leur profit des nobles pensées qui précèdent. Nous ne saurions leur demander de partager l'enthousiasme de la génération de 1830. Nombre d'espérances du novateur ont d'ailleurs été réalisées et j'aime à croire que ses enseignements contribueront encore à l'affranchissement du peuple et de notre petit monde médical.

CHOIX D'AUTEURS

> Il n'est plus permis d'ignorer ; il
> n'est plus possible de s'arrêter
> Jules SIMON.

Il y a quelque temps, la maison Hachette mettait au concours la composition d'une bibliothèque pour jeunes filles de 18 ans ; celle-ci devait être variée, quoique restreinte, ni fade, ni convenue, sans trop de classiques. Le problème est évidemment fort intéressant et on ne saurait trop signaler aux familles les œuvres supérieures, les plus aptes à former l'esprit et le caractère féminins.

Des indications analogues pourraient être données avec profit à bien d'autres personnes, selon leur âge et leur profession.

Combien ignorent jusqu'aux chefs-d'œuvre consacrés de notre langue, jusqu'aux livres les plus capables d'exciter noblement l'esprit, de l'élargir, de suggérer des idées fortes et hautes, de révéler en un mot la joie de penser, le plaisir intellectuel sous sa forme la plus haute.

Combien est légitime ce souci méticuleux du niveau des ouvrages qui doivent laisser sur le cerveau une empreinte durable, ou composer le rayon spécial qu'on ne cessera de parcourir, durant toute une vie.

En ce qui concerne plus spécialement les médecins, un pareil choix serait très difficile, et devrait varier énormément selon qu'il s'adresserait à d'humbles praticiens, ou viserait des intelligences d'élite, d'une culture exceptionnelle et d'habitudes de pensées très développées.

Le répertoire change forcément pour chacun de nous, selon ses goûts et son milieu, selon qu'il habite la ville ou les champs, selon ses loisirs ou ses ressources, selon qu'il s'agit de se distraire, de se reposer la tête ou de viser plus haut.

Il n'y a que l'embarras du choix pour les privilégiés, mais il ne saurait en être de même pour le plus grand nombre des médecins, qui ont un maigre budget et sont obligés de compter.

Même pour les ouvrages de médecine proprement dits, ils sont condamnés à la portion congrue, et doivent se contenter d'un petit nombre d'auteurs. Il s'agit donc de faire un triage dans le tas. Tout d'abord, on peut dire sans irrévé-

rence que presque tous les anciens traités, du
moment qu'ils remontent à une vingtaine d'années au plus, ont perdu une grande partie de
leur valeur. — Les cliniques de Trousseau, par
exemple, et de tous nos anciens maîtres, sont
complètement dépréciées et se vendent au poids
du papier.

Cela tient à la révolution qui s'est accomplie
dans l'étude des sciences biologiques, à ce que
les travaux de Pasteur et de ses disciples, depuis
les phénomènes de la fermentation jusqu'à l'atté-
nuation des virus, ont renversé de fond en
comble les vieilles notions étiologiques des con-
tages, des miasmes, des germes et du fameux
génie épidémique, termes obscurs, jusqu'alors
inexpliqués, que sont venus préciser et illuminer
les recherches de pathologie comparée, sous
l'égide de la méthode expérimentale.

Dans sa leçon inaugurale, le professeur Chan-
temesse expliquait dernièrement comment, grâce
aux travaux sur la diapédèse des leucocytes et
la phagocytose, on se trouvait amené à cette
conclusion que *l'inflammation*, qui avait été con-
sidérée jusqu'ici comme un processus pathologique, ne devait plus être envisagée comme une

maladie, mais au contraire comme une réaction bienfaisante contre la cause d'une maladie.

Ce seul trait suffira pour démontrer les divergences énormes qui existent entre le passé et le présent. Il faut donc être moderne et s'abreuver dorénavant aux sources les plus pures. — Mais quelles sont celles qui pourront le mieux étancher notre soif scientifique ? — Pour être renseigné par des guides autorisés, j'ai écrit à dix médecins des hôpitaux, ou agrégés, bien placés pour pouvoir formuler une opinion en toute indépendance.

Je leur avais demandé, au nom de l'intérêt général, de me faire connaître quels seraient, d'après eux, les ouvrages récents, à peu près indispensables, qui devraient se rencontrer dans la bibliothèque de tout débutant. Il s'agissait surtout de conseiller les jeunes médecins de province, ceux qui, dans nos campagnes, sont obligés d'avoir des notions universelles, de cumuler toutes les spécialités, mais dont les ressources ne comportent que des acquisitions fort limitées.

J'avais espéré que la moitié au moins de ces Messieurs pourrait se déranger pendant quelques

minutes et consacrer une demi-page à leurs confrères déshérités ; mais ils sont sans doute trop
occupés ou dédaignent d'abaisser leurs regards
sur le menu fretin.

Hélas ! la scission tend à s'accentuer entre les
grands et les petits, et il faut que ces derniers se
décident à se passer des autres ; ce ne sont pas
eux qui y perdront le plus !

Je n'ai reçu que deux réponses, l'une du
Dr Ballet, l'autre du Dr Legendre, auxquels tous
ceux qui les connaissent ont depuis longtemps
décerné un brevet de courtoisie et de bonne confraternité : « En ce qui concerne la médecine,
m'écrit M. Ballet, le très sympathique agrégé,
je pense que notre jeune praticien sera provisoi-
rement muni de façon suffisante, s'il a à sa disposition le *Traité de Médecine* de Charcot et Bouchard, accompagné du *Manuel de Médecine* de
Debove et Achard. Qu'il y joigne un bon formulaire (car je le suppose incomplètement fixé sur
l'art de formuler), celui de Dujardin-Beaumetz
et Yvon par exemple.

« Avec cela, s'il a pris soin au préalable d'apprendre la médecine à l'hôpital, il pourra marcher
d'autant plus que s'il désire acquérir sur un sujet

des connaissances plus approfondies, il trouvera des indications bibliographiques dans le *Traité de Médecine*.

Il pourrait d'ailleurs y joindre le traité très bien fait que publient chez J. Baillière MM. Brouardel et Gilbert.

« Il va sans dire qu'il aura soin de s'abonner à un bon journal et qu'il prendra la peine de le lire. Ils sont aujourd'hui légion et je ne veux faire de réclame pour aucun. »

Voici maintenant l'opinion de M. Legendre, le chercheur laborieux, dont les lecteurs du *Concours* ont su apprécier la sûre érudition : « Actuellement, avec la floraison d'encyclopédies, que ces dernières années ont amenée, on peut en un nombre relativement restreint de volumes posséder l'état actuel de la science. Quant au choix, il dépend du prix qu'on veut y mettre.

Un traité de médecine : Je conseillerais Charcot Bouchard-Brissaud (si je n'y avais collaboré) ; ou celui de Brouardel-Gilbert ou Debove-Achard.

Un traité de chirurgie : celui de Masson ou le Manuel dit des 4 agrégés.

Un traité d'accouchement : Ribemont et Lepage.

Un traité de thérapeutique : Manquat, et le *formulaire* Yvon, ou l'art de formuler de Dujardin-Beaumetz.

Si le jeune confrère dispose encore de quelque argent, il pourrait tirer grand profit du *Traité de médecine Infantile*, qui se publie en ce moment, sous la direction de Grancher.

Vous comprenez qu'une bibliothèque semblable laissera nécessairement quelques *lacunes à combler* ; mais, avec les innombrables *monographies* de la bibliothèque Charcot-Debove, de la collection Léauté, de la collection de thérapeutique Dujardin-Beaumetz, et de l'œuvre médico-chirurgicale entreprise chez Masson, le confrère débutant pourra toujours se procurer les renseignements spéciaux sur les cas embarrassants de sa pratique.

Il n'a qu'à emporter les catalogues.

En tout cas, il aurait tort de s'embarrasser des grands Dictionnaires encyclopédiques, aussi encombrants que dispendieux, que nous achetions autrefois. Le petit *Dictionnaire de médecine* de *Lereboullet* lui suffira et il y joindra utile-

ment le vieux, mais toujours précieux Dictionnaire de thérapeutique de Bouchut et Després
(dernière édition). »

Il aurait été intéressant d'avoir d'autres avis ;
mais devant le demi-insuccès de ma consultation, je n'ai plus osé frapper à la porte des gros
mandarins de la profession, qui, je le crains,
comme de *mauvais bergers*, n'aiment pas beaucoup à donner, ne serait-ce que de banales consolations, opium destiné à apaiser les révoltes
des pauvres bougres qui triment misérablement
au bas de l'échelle sociale.

Nous n'en devons que plus de gratitude à
MM. Ballet et Legendre, qui ont bien voulu
réserver un bon accueil à notre requête.

Pour compléter leurs indications, je serai peut-
être plus heureux dans notre propre milieu
qu'auprès des repus et des satisfaits, car dans
notre association aux instincts altruistes, où on
tend à se solidariser de plus en plus, on a le souci
du voisin et de ses intérêts, dût-on n'en retirer
aucun bénéfice. Il se rencontrera probablement,
parmi les quatre mille membres affiliés au Concours, quelque érudit, quelque bibliothécaire,
capable aussi de montrer du doigt les ouvrages

qui doivent faire partie du bagage de tout médecin qui s'installe en province.

Qu'il me soit permis d'y joindre un vœu, c'est qu'à côté des volumes pompeux, à côté des fastueux et trop décevants traités de thérapeutique ou de pathologie, il y ait place pour quelque modeste brochure, indiquant au nouveau venu ses droits et ses devoirs, lui enseignant les règles essentielles de la déontologie. J'aimerais à voir figurer sur sa table de travail, bien en évidence, une plaquette concernant le médecin de l'âme, apprenant l'adoucissement moral des souffrances humaines, mentionnant les moyens les plus propres à bercer d'une illusion précieuse les simples neurasthéniques comme les condamnés sans appel.

Après l'élixir de longue vie, après les anesthésiques de tout ordre, l'espoir pieusement entretenu, les encouragements propres à empêcher les défaillances suprêmes et les terreurs de la dernière heure.

C'est avec raison que Dumas a soutenu que Dieu, en déclarant que le mensonge était un péché, avait fait une exception pour le médecin et lui avait permis de mentir, chaque fois qu'il se trouverait en présence de cas désespérés.

J'ai menti quelquefois, en pareil cas, et je n'ai jamais regretté d'avoir allumé quelques lueurs consolantes dans les yeux à moitié éteints des moribonds.

L'AMOUR DE SA PROFESSION

Souriez et effeuillez les roses de Pœstum !

Je tiens à puiser quelques enseignements et des consolations, pour ceux d'entre nous qui seraient disposés à désespérer, dans un discours prononcé par M. Émile Faguet, lors d'une récente distribution des prix, au lycée Charlemagne.

Ce qui va suivre est bon à rappeler aux confrères qui n'ont eu que des déceptions dans leur mariage d'inclination, à ceux qui après avoir embrassé la médecine avec enthousiasme, l'âme en fête et de surabondantes illusions, ont été cruellement déçus par la froide réalité : « L'amour de sa profession, leur dit M. Faguet, est une vertu, et la profession quelle qu'elle soit a des vertus qu'elle finit par vous communiquer. » Toutes les professions donnent à ceux qui se donnent à elles des joies incomparables et une merveilleuse santé de l'âme. « Il faut être attaché à son métier un peu comme on l'est à sa patrie et à sa religion, pour fuir la grande tentation de ne s'attacher qu'à soi-même.

« L'amour de sa profession permet d'avoir à la fois beaucoup de modestie personnelle et d'être très fier pour le compte de sa corporation.

« On n'aime point passionnément, à l'ordinaire, sa profession dans sa jeunesse, même quand on l'a choisie très librement. On a besoin, pour y satisfaire, du sentiment du devoir et d'un certain secours qu'on puise dans sa dignité. Peu à peu, — oh ! comme l'habitude est une bonne chose, et comme des deux natures que nous avons à un certain âge, la seconde est la meilleure, à la condition que la première n'ait pas été mauvaise, — peu à peu, la profession devient une passion. C'est un avertissement. A ce moment-là, il faut faire attention à la couleur de ses cheveux. Alors la profession est un besoin. Elle nous manque quand elle fait trêve.

« Nous la portons avec nous. Cela a quelques inconvénients, sans doute : nous plaidons dans le monde, nous professons en soirée, nous faisons de la clinique aux *five o'clock*, et nous faisons de la critique littéraire en dînant en ville, et le pire, c'est qu'on nous y pousse ; mais, tout

en reconnaissant ces périls, pour tâcher de nous
en garantir, comme cet empire que la profession
a pris sur nous est salutaire ! Car une profession,
c'est une patrie. Elle a ses souvenirs, ses traditions, ses lois, ses mœurs, son esprit général, et
toutes ces choses sont excellentes, comme tout
ce que le temps a respecté, fixé et épuré. Toutes
ces choses, malgré leur alliage, sont salutaires
pour l'individu, parce qu'elles le dépassent, l'en-
veloppent et le soutiennent. »

N'avais-je pas raison de vous dire en commen-
çant que j'allais évoquer des pensées réconfor-
tantes, poser un dictame sur vos plaies : oui,
sans doute, chers confrères, les temps sont durs,
le présent est triste et l'avenir bien sombre ;
mais à quoi servirait de s'abandonner lâchement,
de renier ses dieux, de divorcer sans aucune
compensation en perspective. — C'est précisément lorsque l'orage gronde que le sauveteur
doit rester fidèle à son poste, que le timonier ne
doit pas abandonner le gouvernail du navire
désemparé.

Un journaliste parlait dernièrement avec envie
des hommes, dont les souvenirs évoquent la
lutte et l'action : « De leur existence, disait-il,

il reste au moins une trace. Ils ont vu, ceux-là,
ils ont été. Nous, que raconterons-nous ? — A
quelle espérance, à quelle folie a pu se dévouer,
se vouer seulement notre jeunesse ? De toutes
les avenues ne montent qu'un seul cri : rien à
faire ; nul ne demande à nos forces une dépense ;
il n'y a pour notre ambition de vivre ni présent,
ni lendemain, et, acculés à ce siècle qui finit,
nous portons au front le sceau mélancolique des
générations sacrifiées. »

Cette constatation est certainement fondée ;
mais je crains fort que ceux qui se lamentent et
déplorent le plus haut l'abaissement des caractères, n'aient subi outre mesure l'influence de la
presse politique. — Ils se sentent comme atteints
par les pamphlets sordides, avec lesquels on a
cherché à nous éclabousser.

Il faudrait pourtant ne pas oublier d'où
viennent les injures, de quels encriers méphi-
tiques sont sorties les diatribes et les calomnies.

Il n'y a pas de quoi s'en émouvoir et ronger
son frein avec rage ; il serait plus logique de
prendre au sérieux la tirade en latin de cuisine
du *præses* dans le *Malade imaginaire* et de répéter sans arrière-pensée :

Quam bella chosa est, et bene trovata,
Medicina illa benedicta !

C'est assez vous dire, qu'après vous avoir souhaité

.....honor et argentum
Atque bonum appetitum,

je ne me résigne pas pour mon compte à m'alarmer de la levée de boucliers inoffensifs, comme ceux du théâtre. Les traits acerbes du grand Poquelin lui-même sont venus s'émousser sur l'épiderme de nos aînés. Ce sera le sort, à plus forte raison, des sous-Poquelin (oh ! combien); qui auraient pu mieux employer leur temps, les ridicules à flageller étant toujours innombrables.

Pour vous remettre un peu de chaleur et de joie dans les veines, revenez en arrière, parcourez de nouveau le chemin déjà entrevu, sans oublier les joyeux souvenirs de votre hilarante jeunesse : « Aujourd'hui encore, écrivait récemment *le Correspondant*, plus d'un grave professeur de la Faculté se souvient en riant d'une bonne farce de salle de garde, et se plaît même à la raconter *inter pocula*, pour se distraire des lourds soucis professionnels. »

Rappelez-vous surtout tout le bien que vous avez pu faire, durant votre carrière, combien d'existences vous avez sauvées, combien de moribonds vous avez consolés !

Ces heures lumineuses doivent vous rendre plus patient et vous procurer, à défaut de joie, la paix de l'esprit et l'inestimable tranquillité de l'âme, dont parle Anatole France dans *le Mannequin d'osier*.

Et il ajoute qu'on est souvent malheureux par sa faute, « car toutes nos misères sont intérieures et causées par nous-mêmes. Nous croyons faussement qu'elles viennent du dehors, mais nous les formons au dedans de nous, de notre propre substance ».

Cessez donc d'aviver votre détresse intérieure ; ne répétez pas, du matin au soir, que votre vie est étroite, lugubre, sans perspectives rassurantes ; les autres professions dites libérales ne sont pas mieux partagées et le plus sage est d'accepter, sans blasphèmes, sinon avec enthousiasme, les déboires de cette fin de siècle. Ils auront un terme, n'en doutez pas. Comme M. Bergeret, qui ne savait comment il sortirait du tunnel, efforcez-vous d'entrevoir la petite lumière blanche qui est au bout.

Espérez, espérons ; c'est autant de gagné sur le présent et même sur l'avenir !

———

COUPS D'ÉPINGLES

> L'homme à la figure ravagée
> eut un rire où l'ironie grinça
> comme une vieille porte, dont
> les gonds sont rouillés.
>
> O. MIRBEAU.

Nous servons de tête de Turc aux journalistes, depuis nombre de lunes et de calendriers jaunis. Quand donc se décideront-ils à changer de cible ? — Il me semble que le tour des enjuponnés de la magistrature, des chats-fourrés du palais, est arrivé et qu'il est temps de mêler quelque breuvage amer, fiel ou absinthe, au lait de dame Thémis. — Entre ces porteurs d'hermine, qui, avec un masque de belle humeur et de sérénité tout à fait remarquable, ne songent qu'à donner de l'occupation au bourreau ou aux gardes-chiourmes, et nous qui faisons notre possible pour sauver nos semblables et y réussissons souvent, le choix devrait être vite fait.

A défaut de responsabilités pénales et judiciaires, ne pourrait-on attirer avec plus d'insistance la réprobation publique sur la partialité révoltante de certains débats, sur les excès de zèle, les condamnations iniques, les détentions préventives, les abus de pouvoir et la légèreté inconcevable de la plupart des Bertulus, je veux dire de la généralité des jugeurs implacables et téméraires, qui veulent même faire les avisés en spécialité médicale? Que de robins domestiqués font incarcérer des innocents avec une facilité déplorable, effrayante, et gardent leur bienveillance pour les financiers véreux et les panamistes les moins désintéressés.

Pour les rendre plus modestes, je leur conseille de parcourir *les Mémoires de M. Goron*, où l'auteur démontre, de la façon la plus saisissante, combien facilement se trompent ceux qui administrent la justice ; qu'ils lisent aussi un travail publié par un personnage officiel, l'éminent directeur des services d'hygiène, M. Henri Monod. De 1886 à 1890, il a relevé 271 bévues judiciaires, concernant des aliénés recueillis après condamnation dans les asiles publics, et pour lesquels une expertise médico-légale eût évité toute pénalité.

M. Monod n'a fait porter ses recherches que

sur les asiles publics ; mais un certain nombre de directeurs ne lui ont pas fourni de renseignements : « Il n'est donc pas téméraire de supposer, dit-il, que si les recherches faites dans certains asiles l'eussent été dans tous, le nombre des cas répondant, pour la période quinquennale envisagée, aux conditions posées dans la circulaire du 23 juin eût, au lieu de 871, été d'environ 600. »

Plus loin, M. Monod pense qu'il faut même élever encore ce chiffre. — Il y a de quoi faire réfléchir les magistrats hautains, que leur tournure d'esprit entraîne si facilement à ne voir partout que des coupables. — Certes, je suis d'avis que les aliénés dangereux soient mis dans l'impuissance de nuire ; mais soignez-les avant de les punir de parti pris.

Ceci prouve une fois de plus que légalité et justice sont loin d'être synonymes.

« La France tout entière, a dit Millevoye, estime qu'il y a chez elle trop de juges et plus assez de justice ; elle pense que les jugements de ses Catons de première, de seconde et de dernière instance, sont hors de prix, et que ses procureurs pourraient lui offrir leurs réquisitoires au rabais.

Il est douloureux de constater à quel état de dépendance le pouvoir a réduit l'institution qui devrait, en dehors et au-dessus des agitations politiques, représenter la calme impartialité des consciences : Toutes ces hermines, qui ne sont d'ailleurs que des peaux de lapins, ont perdu beaucoup de leur souplesse. »

Avec non moins de sévérité et de tristesse, Maurice Barrès s'est apitoyé à son tour sur le sort précaire des avocats ou des magistrats, à qui la moralité, l'éloquence et le savoir ne servent presque à rien, sans une influence politique :

« Celui qui gagne ses causes, aujourd'hui, c'est le « Maître » qui peut donner de l'avancement aux juges.

« Entre gens qui comptent leurs mots et qui ne se payent pas d'un verbiage vain, on entend par un bon défenseur tout avocat député qui a été ministre et qui peut le redevenir.

« Celui-là, il peut ignorer ses dossiers. Les intérêts du plus affreux coquin, s'il accepte de leur prêter son autorité, sont garantis, et je vois tout le tribunal qui, respectueusement éveillé et penché sur le comptoir de la justice, après chacune de ses phrases, lui dit d'un bon sourire : « Cher maître, ne vous échauffez pas ; l'honnête homme que vous daignez patronner est notre frère bien-aimé ; ce n'est point pour lui et ce n'est point ici que Votre Excellence doit plaider : voici quatre heures, courez donc au ministère, à la Légion d'honneur, tandis que vos reconnaissants serviteurs rédigeront les petits considérants... »

N'est-il pas terrible de penser que le sort de chacun de nous peut être lié à l'humeur ou à la digestion de nos magistrats : « Si madame leur épouse leur a cherché chicane le matin, écrit Pierre Véron, si leur cuisinière a fait charbonner la côtelette, à leur déjeuner, ils arrivent à leur bureau maussades, grincheux, hérissés. Malheur au premier qui leur tombe sous la main ; il expiera le déjeuner raté ou la querelle de ménage. »

Elle a surgi à son heure la terrible pièce de Brieux, *la Robe rouge*, cette épouvantable robe, objectif de tous les magistrats qui gémissent dans un petit trou et tiennent à se distinguer pour avoir de l'avancement, sous le couvert d'une scandaleuse irresponsabilité.

Quelle critique sanglante de notre législation,

de cette vindicte publique qui, sur des présomptions, met si facilement la main au collet des gens, quitte à les relâcher ensuite.

Que de réformes à réaliser, pour rendre la justice plus accessible, moins onéreuse, en un mot vraiment juste !

Pauvre justice humaine, comment avoir des illusions sur son compte, sur son omnipotence sans contrôle et sans risque, lorsqu'on songe au sort du Christ, de Jeanne d'Arc, des victimes de la Terreur et de tous les tribunaux d'exception comme la Haute-cour, dont la comédie ridicule est encore présente à tous les esprits !

*
* *

Les médecins aliénistes devraient bien chercher à remédier au gaspillage des forces intellectuelles qui se perdent, sous l'influence de la passion et de l'érotisme. — Dès qu'un homme est emballé sur une piste féminine, au diable la sagesse, le travail et la modération ; il se dépense en désespoirs d'amour et il n'y a plus rien en dehors de l'objet convoité. — Vite, vite, des recettes pour guérir cette aberration, à laquelle les plus sages et les meilleurs n'échappent pas.

— Je ne demanderai pas aux coquettes d'être moins cruelles, moins provocatrices, je demande simplement aux savants d'abailardiser momentanément (je parle au figuré bien entendu) les fougueux et les impatients, qui ne savent pas eux-mêmes commander à leur... cœur.

Pour détruire l'ensorcellement et éteindre la flamme malfaisante, qu'on leur donne un nénuphar moral ou physique et qu'ils cessent de larmoyer. Qu'on leur apprenne surtout que pour la modique somme de vingt francs, tarif des maisons les plus recommandables, ils trouveront facilement une taille aussi fine, une gorge aussi marmoréenne, un ensemble de charmes tout aussi capiteux que ceux pour lesquels ils sont prêts à ruiner leur santé et leur bourse.

Je répéterai philosophiquement que, dans son rôle de dérivatif et de soupape de sûreté, la complaisante Manon qui leur donnera à aimer, n'est peut-être pas plus méprisable que le restaurateur qui sert à ses clients des plats beaucoup plus difficiles à contrôler !

Si la recette ne réussit pas, dans les neuf dixièmes des cas, je me condamne par avance aux supplices les plus terribles, aux tortures les plus raffinées, comme de lire *in extenso* le compte rendu des Chambres, analyser les circonvolutions cérébrales de certains de nos d'Aguesseau modernes, évaluer en milligrammes ce qu'elles peuvent contenir de cérébrine et de jugeotte.

Mon opinion est d'ailleurs déjà faite sur le compte de ces derniers, comme je l'ai déjà fait pressentir plus haut : — Ils obéissent à des influences aussi mystérieuses que regrettables en s'acharnant avec férocité sur des êtres faibles et sans défense, qui constituent autant d'holocaustes expiatoires pour les forfaits inconnus et impunis. — Ayant perdu de belles occasions de brandir leur Code contre les grands coupables que vous savez, ils se rattrapent avec usure sur de tristes hères, boucs émissaires tombés dans leurs filets.

Le pauvre docteur Laporte, qui n'était pourtant pas taillé pour la lutte, peut se flatter d'avoir eu de la chance, nouveau Daniel, d'échapper aux monstres rugissants qui, durant de longs mois, ne cessèrent de le menacer.

*
* *

J'ai toujours pensé que l'aphorisme bien connu

de Beaumarchais, sur les maîtres et les domestiques, pourrait ainsi être modifié : Aux vertus qu'on exige d'un médecin, combien d'épiciers et de banquiers ploutocrates, de bourgeois et de journalistes prétentieux seraient dignes de l'être.

Du reste, n'y a-t-il pas un certain charme dans la haine des sots ou dans l'envie qu'on leur inspire ? — Par conséquent, laissez dire et continuez à bien faire.

* *
*

Dans son livre sur *la Cité antique* (étude sur le culte, le droit, les institutions de la Grèce et de Rome), Fustel de Coulanges écrit ceci : « Le passé ne meurt jamais complètement pour l'homme. L'homme peut bien l'oublier, mais il le garde toujours en lui. Car, tel qu'il est lui-même à chaque époque, il est le produit et le résumé de toutes les époques antérieures. S'il descend en son âme, il peut y retrouver et distinguer ces différentes époques, d'après ce que chacune d'elles a laissé en lui. »

Les médecins, comme les autres hommes, portent en eux-mêmes les marques authentiques et les vestiges certains de leurs prédécesseurs.

— Malgré des défaillances isolées, le plus grand nombre ont hérité de tout un passé d'honneur et de dévouement ; ils se sont assimilé la droiture et les nobles sentiments de leurs devanciers.

— Les nécessités de l'existence moderne ne sauraient leur faire oublier des siècles de charité et d'abnégation. Comme les anciens, on les retrouvera toujours au premier rang, lorsqu'il s'agira de venir en aide à leurs semblables.

C'est dans le sens de cette action salutaire, qu'au lieu de hausser les épaules, il faut accepter l'hypothèse émise par Paul Bourget, à savoir qu'il y a entre les choses visibles et les autres, entre les vivants et les morts, comme un échange de pensées et d'influences, un autre lien que celui de l'impuissant regret et de l'inutile mémoire.

Ceci est bon à rappeler, au moment où un vent d'injustice et de dénigrement ne cesse de souffler sur notre corporation. — La plus belle réfutation que nous puissions opposer à nos détracteurs sera de rester fidèles à nos traditions.

*
* *

J'ai entendu développer récemment la thèse

du danger de l'isolement, à l'occasion de Guy de
Maupassant et du monument qui lui a été élevé
dans le parc Monceau. Le marbre seul a pu fixer
cet incurable errant, qui, dans son appréhension
des contingences fâcheuses, du coudoiement pourtant instructif des Prudhommes, des Pécuchets,
des Macaires, ne se croyait jamais assez cade-
nassé dans sa tour d'ivoire. — Son yacht élé-
gant était toujours prêt pour la brusque fuite,
l'évasion au loin, au large. — Cette facilité à
s'abstraire, à s'absorber en contemplations, à
briser avec la vie normale, a certainement contribué, de l'avis de l'un de ses familiers, Alexandre
Hepp, à l'horreur du dénouement : « L'irritation,
a-t-il dit, le désenchantement qu'on éprouve au
commerce de ses semblables s'expliquent sans
nulle difficulé ; ils ne sont pas construits pour
aider à supporter la vie ; mais les contre-coups
de si beaux dédains sont redoutables, et, pour
tentante qu'elle soit, cette rupture avec l'équi-
libre, avec les conventions, l'au-dehors, réserve
à ceux qui se croient assez solides pour la pratiquer, des réveils terribles. — Certes, malheur à
qui ne sait pas vivre seul. Contrairement à l'ana-
thème évangélique, inférieur est l'homme qui ne

sait point s'affranchir de la nécessité d'un voisin, descendre dans sa réalité, penser, croire,
souffrir par soi-même. Mais, en vérité, il n'est
de robustesse, de ressources, de secours, que
dans la participation à ce qui vous sourit le
moins, la mêlée et le choc. O fière, et noble, et
pure solitude, mais divin poison des âmes et
sublime dévoratrice ! »

Avis aux médecins qui continuent à vivre à
l'écart, loin des associations qui, je l'espère bien,
sont destinées à transformer et à vivifier la corporation. Isolés, ils ne peuvent rien ; ils ont
tout à gagner au contraire en contribuant à
l'agrégat collectif, en apportant leur pierre à la
forteresse défensive et même offensive, s'il est
besoin, qu'on est en train d'édifier. Le faisceau
compact de nos énergies réunies formera tôt ou
tard, il n'y a plus à en douter, une puissance
intellectuelle et morale avec laquelle on devra
enfin compter. — Que quelques anciens, devenus
indifférents à la lutte et retirés sous leur tente,
en quelque thébaïde, demeurent en dehors du
courant, cela peut s'expliquer encore ; mais les
jeunes, les débutants, ne doivent pas rester à
l'écart, sous peine d'amoindrissement et de

déchéance. Ce n'est qu'en agissant de connivence avec leurs pairs, et la main dans la main, qu'ils arriveront à rendre leur sort supportable, à l'améliorer. Tant pis pour les misanthropes et les francs tireurs qui n'auront pas voulu entendre le rappel de la concentration !

LES FEMMES MÉDECINS

Chacun comprend qu'il est bon que les jeunes filles connaissent l'hygiène et puissent au besoin se transformer en garde-malades, ou en ambulancières, si des jours néfastes appelaient de nouveau les hommes à la frontière.

Il y a déjà plus d'un siècle que Mme Tallien écrivait à la Convention pour obtenir que les femmes de son temps eussent « l'honorable avantage d'être appelées dans les asiles sacrés du malheur, pour y prodiguer leurs soins et leurs douces consolations ».

Elle aurait voulu qu'avant de prendre un époux, toute jouvencelle pût passer quelque temps « dans les refuges de la pauvreté et de la douleur, pour y secourir les malheureux et s'y exercer à toutes les vertus que la société avait le droit d'attendre d'elle ».

Cette utopie généreuse, développée en périodes ampoulées, selon la phraséologie de l'époque, aurait sa raison d'être, restreinte à des proportions raisonnables et d'après les dispositions et le libre-arbitre des intéressées. — Tous les éducateurs modernes sont partisans de ce qui peut faire de l'épouse « l'associée du mari, la compagne de son effort, la confidente de ses préoccupations comme de ses espoirs ».

Ils veulent qu'elle vive avec lui, en communauté de pensées et de cœur, qu'elle reste maîtresse de maison, ce qui demeure, nous en sommes sûrs, écrit Hugues Leroux, le premier et le plus utile des devoirs.

Mais, croire que la femme se hausse et grandit à nos yeux, en se faufilant dans les professions viriles, en s'assujettissant surtout aux études, si pénibles et si rebutantes pour son sexe, de la médecine, c'est une erreur grossière. — Pour tant envier l'homme, elles oublient que cette bête à chagrin, selon une expression de Remy de Gourmon, ayant été pétrie de l'argile, sent fatalement la boue et la misère.

On peut répéter, après M. Gouyer, qui, dans la séance du 13 novembre 1900, au Sénat, a combattu, en vain d'ailleurs, pour que les femmes ne fussent pas autorisées à plaider et à exercer la profession d'avocat, que de pareilles libertés correspondent à une sorte de crime de lèse-majesté féminine : On veut, soutenait l'orateur, que nous fassions ce que le Parlement d'Angleterre a toujours reconnu qu'il n'avait pas le pouvoir de faire ; on veut que nous changions les femmes en hommes. On réclame l'égalité, soit ; mais l'égalité n'est pas l'identité ; les deux sexes se valent, c'est établi ; mais ils ne doivent pas se substituer l'un à l'autre. A chacun son rôle et son devoir. On fait miroiter aux yeux de nos compagnes l'espérance d'une profession enviable, lucrative ; en réalité, on ne leur offre qu'une chimère et des désillusions.

D'après M. de Saint-Auban, le féminisme tel que le comprennent certaines personnes représente moins une émancipation qu'une dénaturation de la femme : Émancipons la femme, mais, sous prétexte de féminiser, ne la déféminisons pas.

Je n'entends rien enlever au mérite de quelques doctoresses fort estimables ; je sais aussi que, pour plusieurs, l'exercice de la profession est devenu un gagne-pain ; mais, malgré ces circonstances essentiellement atténuantes, et au risque d'être accusé de retarder, de ne pas être de mon temps, je persiste à croire que, même celles qui ont réussi (et elles ne sont pas nombreuses) auraient mieux fait de suivre la ligne normale, de rester de bonnes bourgeoises, avec toutes les félicités et aussi toutes les charges que ce mot comporte.

Je me figure volontiers que la plupart de nos collègues en jupons, qui n'ont pas eu les loisirs d'être épouse et mère, n'ont pas perdu pour cela la sensibilité de leur sexe. Il doit leur arriver parfois de rester rêveuses devant la blancheur d'un berceau et de soupirer après l'intimité de certains ménages, où Madame, qui n'a même pas son brevet élémentaire, ne demande qu'à se laisser dorloter, heureuse de rendre à son compagnon de route les félicités qu'elle en reçoit.

Avez-vous vu une seule de ces indépendantes, de ces révoltées contre le mâle et les traditions, respirer la paix et la sérénité intérieures ? Je n'ai pas eu, pour mon compte, ce spectacle à contempler. Le vase précieux m'a toujours semblé avoir quelque fêlure, quelque fuite, permettant d'expliquer pourquoi la verveine qu'il contenait s'est prématurément fanée.

Leur diplôme ne me paraît pas avoir fait épanouir leur âme sur leur visage, et, tout vieux barbon que je suis, l'attrait charnel de la plupart de nos concurrentes me semble quantité négligeable. — Si elles restent femmes par leur constitution physique, elles font l'effet d'avoir abdiqué, de ne plus appartenir à la phalange de leurs adorables sœurs, vers lesquelles nos vœux iront toujours de préférence.

Il paraît, d'après ce que rapporte Jules Bois (Une nouvelle douleur), que la reine d'Angleterre professait une aversion de femme heureuse, respectée, riche, contre les Èves nouvelles, qui pullulent à Londres, contre les émancipatrices de toutes sortes et de toute secte, excentriques, désorbitées, mécontentes, qui, n'ayant pas trouvé de repos dans les vieilles coutumes, prêchent la révolte et aspirent à faire évoluer la société sur des bases différentes.

Il y a de quoi être désorienté par ces individualités farouches, impétueuses, « qui s'agitent dans une atmosphère de volonté, avec un bourdonnement de ruche guerrière. Le magnétisme de ces voix de résolution et parfois de rancune, leurs bizarreries voulues, le geste net qui ordonne, persuade, subjugue, font involontairement songer à un vertige d'orgueil et de conquête, à un camp où s'élaborerait le plan d'une bataille, d'une lutte suprême ».

Le mot de déchéance vient spontanément sur les lèvres, avec une sorte de répulsion instinctive. Le charme les a quittées, ces folles, qui veulent tout changer, qui voient une oppression là où leurs aînées trouvaient leur force et leur joie, en étant de tout leur cœur les compagnes de l'homme, en ayant surtout comme religion, la maternité, en s'efforçant, toujours d'après notre auteur, sans dédain du viril hommage, de perpétuer une race saine et forte dans leurs enfants.

Ces petites têtes blondes devraient être le grand obstacle à toute révolte ; c'est la voix de la nature qui parle par leur bouche ; c'est la raison d'être et la sanctification de l'union des sexes ; c'est la vocation générale et j'ajouterai nécessaire.

Je suis pour les... pondeuses, pour les fécondes, contre les stériles, dont les revendications et les chimères réformatrices ne représentent que du vide, à côté des joies simples et si profondes de la mère. Elle seule a la certitude et la volonté de vivre dans une atmosphère de devoir.

On a dit que la femme-auteur a besoin d'être meilleure mère qu'aucune autre, pour qu'on ne croie pas que les soins de sa gloire lui font négliger ceux de la maternité, et qu'elle abandonne le berceau de son enfant pour aller corriger ses épreuves d'imprimerie.

On pourrait en dire autant et à plus forte raison de la doctoresse, puisqu'elle connaît les règles pour bien élever nos héritiers ; mais je ne vois pas trop à quel moment elle pourrait utiliser ses connaissances, si elle est accaparée par la clientèle extérieure.

Je dirai plus, il lui est à peu près défendu d'en avoir, si elle ne veut pas être abandonnée, après avoir laborieusement lutté po r se faire une petite notoriété. Le chômage lui est interdit, comme aux actrices, comme aux demi-mondaines les plus en vue, qui sont oubliées et perdent leur prestige dès qu'elles ne sont plus en vedette.

Certes, on ne saurait condamner toutes ces belles à la quenouille du bon vieux temps ; elles n'y sont guère préparées et ont peu de goût pour le pot-au-feu, si ce n'est à la longue, comme les viveurs après avoir abusé de truffes et des rôts

.les plus raffinés. Elles se sont singulièrement émancipées, depuis l'époque lointaine où les Grecs, qui étaient pourtant fort civilisés, mais dont le génie était resté étroit et cloîtré sur bien des points, tenaient leurs femmes sous clef, ainsi que les provisions. C'est à Euripide, antérieurement à tout christianisme, que revient l'honneur d'avoir ouvert à la femme un champ moral beaucoup plus vaste, au grand scandale des vieux Chrysales athéniens. Avec une généreuse audace, le poète dramatique entreprit défrichements et conquêtes : il ne craignit pas, comme nous l'apprend Émile Deschanel, dans ses études sur Aristophane, de montrer des types nombreux et variés de ce que pouvait être la femme devenue l'égal de l'homme, libre du gynécée, ayant comme lui une âme et un esprit, une volonté passionnée et capable de dévouement.

Ce qu'il avait prévu s'est réalisé ; aujourd'hui la révolution est faite, les cités enserrées dans des remparts étroits, se sont données de l'air, en démolissant les murailles qui les emprisonnaient.

Place à nos sœurs, place aux jupons ; je suis d'avis qu'on les accueille partout (mieux vaut de gré que de force), même dans les assemblées politiques ; qu'elles aient accès à toutes les carrières, à la condition expresse que ces dernières soient compatibles avec leurs fonctions physiologiques, à condition que les études préparatoires qui y conduisent ne portent pas atteinte à leur vitalité, ne tuent pas, dans leur germe, les maternités futures qui sommeillent dans leurs flancs.

Pour en revenir à mon point de départ, il serait plus naturel que la femme fût pharmacienne que doctoresse ; or, jusqu'ici, je crois qu'on n'a cité que trois officines tenues par des dames. Et cependant, les études sont moins répugnantes et moins pénibles que celles du médecin. Le soin des petits bocaux, des pièces de pansement, la confection des loochs et des sirops, la vie sédentaire analogue à celle du ménage, l'habitude de vendre, etc., constituent autant d'attributions qui semblent spécialement convenir au beau sexe.

La santé de bien des jeunes filles, qui sont mortes en cours d'études médicales ou qui n'ont pas pu les continuer, aurait été certainement moins compromise, si elles s'étaient uniquement consacrées à la chimie et aux analyses, à l'étude

des drogues et aux applications thérapeutiques
qui en dérivent.

C'est un objectif que je signale à l'activité des
jouvencelles, qui tiennent essentiellement à se
créer une situation indépendante et à marcher
sur les traces de l'homme, à subir ses charges et
ses lourdes corvées.

A elles le pilon, les spécialités bien présentées
et la façon engageante de faire accepter les médicaments les plus désagréables, même aux esto-
macs les plus prompts à la nausée.

Un gracieux sourire, venant s'ajouter à l'ordonnance, ferait même supporter plus allégre-
ment la note à payer.

VARIATIONS HYGIÉNIQUES

L'almanach Hachette a mis dernièrement au concours le programme suivant : résumer en dix conseils, sur une carte postale, les règles générales prescrites par l'hygiène pour se bien porter.

Évidemment le cadre est un peu juste, mais enfin il est possible de concentrer en une page les préceptes essentiels, ce que je vais essayer de faire. — Ce règlement, si restreint qu'il soit, suffirait à sauver ou à prolonger bien des existences, si les intéressés le mettaient sérieusement en pratique.

I. — La tempérance et le travail, le calme des sens et de l'esprit, aucun excès, la modération en tout : voilà les bases d'une existence harmonieuse, bien pondérée.

II. — Vivre le plus possible au grand air, au soleil, dans une contrée saine, à l'abri des variations brusques de température. Pas de logement insalubre.

III. — Heures régulières pour les repas ;

sobriété pour le boire et le manger. Nourriture aussi simple que possible, appropriée à chaque constitution et au climat. Mastiquer lentement et ne pas lire à table.

IV. — Exercice rationnel, gradué ; n'abuser d'aucun sport ; se garer du surmenage et des refroidissements.

V. — Propreté méticuleuse, bains fréquents, ablutions quotidiennes.

VI. — Nuits réparatrices ; pas de veilles prolongées ni de lit à deux. Chambre spacieuse, bien aérée. Pas de surexcitation cérébrale avant de se coucher.

VII. — Ne boire que de l'eau stérilisée, bien filtrée, ou des liquides irréprochables, sans germes suspects.

VIII. — Jouir d'une liberté intestinale parfaite. Payer son tribut quotidien à la nature, et ne laisser en souffrance aucun besoin naturel.

IX. — Changer de temps en temps de milieu, prendre des distractions de bon aloi, déposer le fardeau habituel de sa profession, de ses soucis, de ses affaires.

X. — Au point de vue de l'hygiène morale, ne pas fréquenter le monde... où l'on s'épuise, éviter tout ce qui enfièvre et amoindrit, les spéculations risquées, le jeu, la politique, le découragement, l'isolement prolongé, les influences tristes, les pessimistes, les cérémonies mortuaires, etc. Faire du bien et semer du bonheur autour de soi. Se perfectionner sans cesse !...............

. . . .

Ce thème, systématiquement raccourci, se prêterait à de nombreuses variations et fioritures. Je me contenterai de l'accompagner de quelques commentaires.

Je constaterai tout d'abord combien les hommes sont peu raisonnables, combien, même parmi les plus intelligents, négligent en général les précautions hygiéniques les plus élémentaires. C'est d'autant plus illogique qu'à partir de trente, ou de trente-cinq ans, chacun devrait être peu ou prou son propre médecin, se souvenir qu'il possède toutes ses dents de sagesse et agir en conséquence.

Au lieu de profiter des fautes du passé, pour mieux se conduire, on se complaît dans l'inertie, la vie confinée, on sacrifie avec excès aux plaisirs, aux surexcitations mondaines, au noctambulisme, à Vénus, à Bacchus ; on s'intéresse avant tout aux choses de la cuisine et de l'alcôve. C'est une existence fouettée, affolée, rongée de convoitises et de déceptions ; on court à tous les mirages ; on s'étiole dans l'atmosphère enfumée des cercles. On évite d'emmagasiner de la santé, de faire des réserves de forces, d'avoir des occupations viriles, intelligentes, de raffermir ses muscles tout en régénérant son âme !

Les Parisiens, en particulier, dont le cerveau est constamment en ébullition, s'usent prématurément comme tous ceux qui vivent beaucoup en peu de temps ; ils se jettent avec trop d'âpreté dans la bataille, où tant d'ambitieux cherchent à conquérir les clefs d'or qui ouvrent coffres-forts et boudoirs.

Ils n'ont pas l'air de se douter qu'il faudrait faire tout le contraire pour rester bien portant, que leur santé serait vraiment à leur discrétion, s'ils avaient des habitudes plus régulières, un régime mieux compris, un sommeil plus réparateur, s'ils voulaient bien se ménager et se mettre plus fréquemment au cran de repos.

Ces prétendus viveurs qui, tout en étant dominés comme les autres par l'instinct de la conservation, agissent pourtant comme s'ils voulaient abréger leurs jours, devraient bien renoncer aux abus de la table, aux pomards suggestifs et aux stimulants gastronomiques des cabinets particuliers, en un mot, à leur existence outrancière, qui les conduira avant les délais normaux vers ce prétendu champ du repos, qui agite là-bas ses cyprès sur les hauteurs de Montmartre ou du Père-Lachaise.

Certainement, à la longue, tout s'effrite et se neutralise en nous ; mais, je ne saurais trop y insister, la décrépitude est une mauvaise échéance, qu'on peut retarder, non par des moyens indignes des esprits sérieux, par des cosmétiques ou des rajeunissements qui accentuent encore cette triste décadence ; mais par le travail et une conduite réglée sur le devoir et la raison.

L'intelligence peut se conserver merveilleusement jusque dans l'âge le plus avancé, lorsqu'on mène une vie régulière. — J'affirme qu'on peut enrayer la marche du temps par une hygiène bien entendue, par le calme de l'esprit, tout en ne le laissant jamais inactif, en conservant une conscience pure, que ne viennent pas assaillir les tourments intérieurs, qui nous usent si vite !

Je ne saurais trop conseiller aux lecteurs de ce livre, qui ont le souci de leur avenir, qui tiennent à se conserver pour eux et leur famille, d'organiser leur vie, selon la recette de Tolstoï, de façon à jouir du ciel, du soleil, de l'air pur ; qu'ils deviennent rustiques et retournent à la loi naturelle du travail librement choisi, du travail physique, source de l'appétit et du sommeil.

Cachez votre vie, leur dirai-je en terminant ; ne l'exposez pas aux froissements de la foule brutale et inculte, qui respecte les personnes en raison du nuage qui les entoure. Non pas que je vous conseille d'agir comme les bouddhistes, pour qui la suprême sagesse consiste à se retirer, loin des agitations factices, au sein de l'indifférence. — Vous n'avez pas le droit de manquer de pitié, de vous soustraire complètement à la souffrance altruiste. — Il s'agit, au contraire, de profiter de la sérénité de votre ciel intérieur, que je voudrais savoir constamment au beau fixe, pour affiner sans cesse votre droiture native, pour assigner à votre conscience un idéal de plus en plus élevé.

Ayez une sorte de sanctuaire clos, entrebâillé pour l'amitié, où vous pourrez déposer en quelque sorte le fardeau qui pèse sur vos épaules, vous reposer de l'effort soutenu de votre profession, de vos affaires, vous reprendre, raviver votre courage défaillant, sourire de la bêtise ambiante et vous consoler de ce que les disciples de Schopenhauer, qui s'évertuent à nous dégoûter de tout ce qui est beau, souriant et lumineux, appellent le *mal de vivre*.

Que votre honnêteté intransigeante n'écoute jamais la voix du sophisme, toujours prête à plaider dans les intelligences incertaines, pour suggérer des compromis et des transactions.

Ayez la fièvre des sommets et marchez droit au but vers l'attirante chimère ; c'est lorsque la boue monte qu'il faut lever les yeux ; *Excelsior !*

TABLE DES MATIÈRES

DESACIDIFIE
à SABLE : 1994

MACON, PROTAT FRÈRES, IMPRIMEURS

Maladies de l'Estomac

ANTIGASTRALGIQUE
WINCKLER

L'**Antigastralgique Winckler** est le remède le plus efficace connu contre les douleurs et **crampes d'estomac**, les **digestions difficiles**, les gastralgies, gastrites, dyspepsies, vomissements après le repas et **pendant la grossesse**.

Se prend à la dose d'une ou deux cuillerées à bouche, généralement un quart d'heure avant le repas ou au début des crises.

Prix : 3 fr. 50

Pilules Antigastralgiques
WINCKLER

Mêmes indications thérapeutiques que l'**Antigastralgique Winckler**, à la dose de 1 à 2, un quart d'heure avant les repas ou au début des crises. Créées pour les adultes qui ne peuvent supporter la préparation légèrement alcoolisée ci-dessus, pour ceux qui voyagent ou pour ceux que leurs occupations obligent à manger dehors.

Prix : 3 fr. la boîte.

GUÉRISON DE LA CONSTIPATION
et de ses conséquences :

Engorgements du foie, maux de tête, vertiges, nausées, aigreurs, *excès de bile et de glaires*

PAR LES

Pilules Quotidiennes
La boîte : 2 fr.
Envoi franco contre mandat-poste.

WINCKLER, Montreuil, près Paris.

*

DIATHÈSE URIQUE

GOUTTE, GRAVELLE, COLIQUE NÉPHRÉTIQUE, RHUMATISME CHRONIQUE

TRAITEMENT PAR LES

DRAGÉES SAINT-ANDRÉ

CARBONATE, BENZOATE, SALICYLATE DE LITHINE PURS

Associés à la Colchicine

(1 10ᵉ de milligramme par dragée).

Notre colchicine est privée du principe drastique du colchique, comme en témoignent de nombreuses attestations médicales.

DOSE : 4 à 8 par jour aux repas.

Chaque dragée sature environ :

0,50 cent. d'acide urique pour le transformer en urate soluble.

L'urate de lithine est le plus soluble des urates.

RHUMATISME AIGU

Douleurs rhumatismales, articulaires ou musculaires, goutteuses, arthrito-goutteuses, névralgiques et sciatiques.

SOULAGEMENT IMMÉDIAT des douleurs

PAR L'EMPLOI DU

Baume analgésique Mayniel

AU SALICYLATE DE MÉTHYLE

Pur synthétique.

DÉPOT : Pharmacie MAYNIEL, Boulogne-Paris.

LEVURE COIRRE

(Levure sèche de bière)

ANTHRAX — FURONCLES et FURONCULOSE
ACNÉ — PHLEGMONS — SUPPURATIONS
LEUCORRHÉES REBELLES — DIABÈTE
GASTRO-ENTÉRITE — DYSENTERIE

NOTRE LEVURE

Toujours de même origine et composition,
Desséchée mécaniquement et à basse température,

Est absolument inaltérable et d'une activité toujours égale.

Pour s'en assurer, il suffit d'en mettre une cuillerée à café dans 100 grammes d'eau additionnée de 10 grammes de sucre. La fermentation se produira normalement et sera la preuve de la conservation de ses qualités.

Son efficacité, d'ailleurs, a été constatée depuis déjà plusieurs mois par un nombre considérable de médecins, qui ont tenu à nous faire part de leurs succès, en nous adressant de nouvelles demandes; et c'est là une garantie précieuse, au moment où, sous des noms divers, surgissent de nombreux produits similaires créés à la suite des résultats obtenus par notre **Levure**.

MODES D'EMPLOI ET DOSES

Trois cuillerées à café par jour, le matin, à midi et le soir.

Délayée dans un demi-verre de bière ou d'eau (légèrement gazeuse de préférence), la **Levure sèche** n'a aucun goût.

Néanmoins, à la demande de plusieurs docteurs, nous livrons également la **Levure sèche** en cachets, — à prendre six par jour, en trois fois.

Dans la Leucorrhée et l'usage externe, délayer quantité suffisante dans deux ou trois fois son poids d'eau.

Prix du flacon contenant 24 doses, ou de la boîte de 48 cachets (traitement de 8 jours) : **4 fr. 50.**

COIRRE, Pharmacien de 1re classe, Membre du Jury, Hors Concours à l'Exposit. Universelle de 1900.

79, rue du Cherche-Midi, Paris.

CASCARINE LEPRINCE

$C_{12} H^{10} O^5$

Principe utile de la Cascara Sagrada

CHOLAGOGUE ET COPRAGOGUE

Son action est régulière, facile à régler, sans accoutumance, en alternant le mode d'emploi, remarquable dans la *Constipation habituelle* et contre les *Affections du foie, Lithiase biliaire*, etc., l'obésité. Le seul laxatif indiqué dans la grossesse et dans l'allaitement, et contre les proliférations microbiennes du Rhumatisme (D' Roux), dans la Dothiénentérie, etc.

DOSES HABITUELLES

PILULES : 2 pilules, 1 à chaque repas ou le soir au coucher.
ELIXIR : 1 ou 2 cuillerées à café ou à soupe suivant l'âge.
(Diminuer ou augmenter selon l'effet).

Cascaricones sous forme de suppositoires à base de **Cascarine** pour hâter et limiter l'action des pilules à l'heure voulue.

AVIS IMPORTANT. — Pour obvier aux nombreuses contrefaçons mal dissimulées sous des noms à peu près semblables, nous prions MM. les Docteurs de vouloir bien formuler **Cascarine Leprince**.

MÉDICATION CACODYLIQUE

« ARSYCODILE »

MARQUE DÉPOSÉE

INDICATIONS : — Impaludisme — Neurasthénie — Dermatoses — Diabète — Anémie grave — Dyscrasies consomptives, particulièrement la tuberculose au début.

AMPOULES pour Injections hypodermiques et rectales dosées à 0,05 cent.

PILULES (dosées à 0,025 millig.) de CACODYLATE DE SOUDE OU DE FER *pour la Chlorose et l'Anémie.*

Les Suppositoires sont dosés à 0,05 centig.

MODE D'EMPLOI. — Dans la grande majorité des cas, étant donné le dosage élevé de l'**Arsycodile**, débuter par *une* injection, ou *deux* pilules, ou *un* lavement, ou *un* suppositoire par jour, puis *deux et quatre pilules* au bout de 3 jours, à 5 à 6 heures d'intervalles ; continuer ainsi 12 à 15 jours, laisser reposer huit jours et reprendre. Dans les *Dermatoses*, on peut élever ces doses et augmenter la durée des périodes de traitement.

Gros : 24, rue Singer, Paris.—Détail : Dans toutes les Pharm.

BAUME ANALGÉSIQUE
BENGUÉ

Menthol, Salicylate de Méthyle et Lanoline

Cet analgésique externe, pouvant servir d'adjuvent aux pulvérisations de chloréthyle ou d'anestile, ou même les remplacer avantageusement dans certains cas, est surtout utile dans le traitement du rhumati me subaigu ou chronique, les arthropathies de tout ordre, surtout de nature goutteuse, la plupart des névralgies intercostales, sciatiques, les douleurs pleurodyniques, gastrointestinales, hépatiques, chaque fois qu'il existe un élément douloureux, mal défini, qu'il importe de faire cesser.

L'action du Baume analgésique Bengué se manifeste par une chaleur intense, mais non désagréable, qui atténue presque immédiatement la douleur ; les applications peuvent être répétées sans inconvénient, car la peau n'est pas altérée comme cela arrive avec la teinture d'iode. — Le médicament est renfermé dans des étuis en étain, pour éviter toute évaporation des substances actives ; en pressant le fond du tube on fait sortir du baume gros comme une noisette environ ou plus si la surface douloureuse est grande, on étend le baume sur la peau et on enveloppe soigneusement d'ouate ; recouvrir l'ouate de taffetas gommé ; on peut à la rigueur se contenter de mettre une feuille de taffetas gommé ou une feuille d'ouate.

Prix : 2 fr. le tube.

Docteur BENGUÉ, pharmacien, 47, rue Blanche, Paris.

Adopté : par les Ministères de la Guerre,
de la Marine, des Colonies et les Hôpitaux de Paris.

OUATAPLASME

(CATAPLASME-OUATE)

Du Docteur Ed. LANGLEBERT

PANSEMENT HUMIDE ET ÉMOLLIENT (stérilisé à 130°)

Uniquement composé de matières aseptiques et antiseptiques (ouate et gaze antiseptiques, mucilage aseptique), absolument blanc, d'une application facile et pratique, le ouataplasme du docteur Ed. Langlebert est précieux à employer dans les cas suivants :

Abcès, furoncles, phlegmons, anthrax, panaris, tumeurs, brûlures, engelures, plaies variqueuses, piqûres d'insectes, eczémas, érysipèles, phlébites, péritonites, entéro-colites, tympanisme, coliques intestinales, utérines, hépatiques et néphrétiques, gerçures du sein, périostites, contusions, arthrite goutteuse.

Il constitue le meilleur pansement émollient antiseptique et est d'un très grand secours dans les maladies de la peau et la chirurgie oculaire.

L'ENVELOPPE : 2 fr.

DÉPÔT GÉNÉRAL : SABATIER, pharmacien,

71, avenue d'Antin, Paris.

TRAITEMENT SPÉCIFIQUE

DE LA

DIATHÈSE URIQUE

PAR LE

Lycétol effervescent Vicario

le plus puissant dissolvant de l'acide urique

EFFICACITÉ CERTAINE

contre les diverses manifestations
des diathèses hyperacide et urique

GOUTTE — GRAVELLE — RHUMATISME

CHRONIQUE — COLIQUES NÉPHRÉTIQUES

ARTHRITISME

DOSE :

De 2 à 6 mesures dans un peu d'eau par 24 heures.

———

Échantillon franco sur demande adressée à

Pharmacie VICARIO, 17, boulevard Haussmann, PARIS

Traitement des Maladies de l'Estomac et de l'Intestin

Digestions difficiles, Dyspepsie, Flatuosités, Embarras gastriques, Dilatation de l'estomac, Diarrhées putrides, Urticaires, Haleine fétide, Entéro-colites muco-membraneuses, et en général toutes les fermentations intestinales.

GUÉRISON RAPIDE PAR L'EMPLOI JOURNALIER DU

Charbon Naphtolé anisé G. Tissot

(Charbon de peuplier aggloméré au gluten)

Dose : 2 à 6 cuillerées à café par jour en suivant les indications du médecin.

1° AVANTAGES DE SON VOLUME : Absorption facile, pas de dégoût, les Malades *l'acceptent facilement, il se mêle intimement* au bol alimentaire, *augmentant ainsi son pouvoir absorbant et antiputride et favorisant l'action des sucs digestifs.*

2° ET DE L'AGGLOMÉRATION AU GLUTEN : Pas de brûlures d'estomac, pas d'irritation de la muqueuse et action dans toute la longueur du tube.

LE SALVOS

Faiblesse infantile, Arrêt de Croissance, Dénutrition, Neurasthénie, Fatigue musculaire et nerveuse, Faiblesse des os et de l'organisme, Insomnie, Perte de mémoire et de sensibilité, Vertige, Phtisie, Obésité, Migraines, Névralgie, etc., etc.

Le SALVOS est la réunion sous une forme exquise de *maté* et de *glycérophosphate* ; enveloppés tous deux par le cacao, ils deviennent d'une administration simple, commode et agréable. Il est évident que c'est là la médication antidéperditrice qui doit primer toutes les autres.

Le SALVOS est l'anti-déperditeur et le tonique par excellence : 4 fr. 50 le flacon.

MODE D'EMPLOI

1, 2 ou 3 cuillerées à café par jour, avant, pendant ou après les repas.

NOTA. — Le SALVOS peut se croquer, ou s'avaler tel qu'il est, au besoin le faire dissoudre dans du thé ou du lait, il répond à ce point de vue à tous les goûts. Il peut être pris aussi longtemps qu'on en sentira le besoin.

Dépôt : SOCIÉTÉ DU DATURA, GAMBIER

208 *bis*, Faubourg Saint-Denis, Paris.

KOLA TH. ROY

LA KOLA EST UN ANTI-DÉPERDITEUR DES FORCES
ET UN EXCITANT CÉRÉBRAL

C'EST UN ALIMENT D'ÉPARGNE

Elle remplace avantageusement le quinquina dans les maladies adynamiques, et est applicable à tous les cas de neurasthénie, caractérisés souvent par une extrême lassitude physique et morale.

L'indication de la prescrire se trouve encore dans le surmenage, l'asthénie grippale, dans les convalescences, dans tous les cas enfin, où l'on veut relever les forces, et aussi pendant la médication lactée absolue, qui détermine souvent un certain degré d'affaiblissement.

Les DIABÉTIQUES *voient leur état s'améliorer rapidement par l'usage de* L'EXTRAIT DE KOLA ROY.

DOSE :

2 à 4 cuillerées à café par jour d'extrait, soit pur, soit dissous dans un liquide quelconque : vin, eau, thé, café, etc.

Prix du flacon : 4 fr. 50

DÉPOT :

Pharmacie Th. ROY

A ASNIÈRES (Seine)

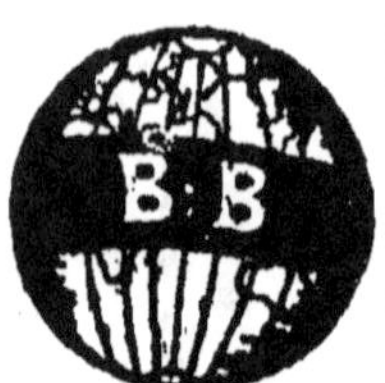

DRAGÉES BOURDALLÉ
au Menthol
Cocaïne et Borate de soude

Formule { Menthol............ 2 centigrammes.
Cocaïne............ 2 milligrammes.
Bi-borate de sodium. 10 centigrammes.

Marque de Fabrique déposée

Soulagement immédiat et guérison rapide de toutes les AFFECTIONS DE LA GORGE se manifestant par la toux, la difficulté d'avaler même la salive, la gêne de la respiration par le nez, rhumes de cerveau, tantôt aussi par une grande sécheresse de la gorge, tantôt au contraire par une sécrétion de mucosités très abondantes, etc., etc.

Tous ces symptômes, qui sont les précurseurs de désordres plus graves, susceptibles de s'étendre jusqu'aux poumons, sont efficacement combattus par les DRAGÉES BOURDALLÉ AU MENTHOL, prises à la dose de 6 à 8 par jour.

Les chanteurs, les orateurs, et en général toutes les personnes obligées de parler en public, trouveront dans l'usage des DRAGÉES BOURDALLÉ un précieux auxiliaire. La sécheresse du gosier et la fatigue des cordes vocales disparaîtront aussitôt.

Les fumeurs trouveront à leur tour un puissant correctif de la mauvaise haleine que donne le tabac.

MODE D'EMPLOI. — Laisser fondre dans la bouche UNE DRAGÉE BOURDALLÉ, et avaler tout doucement la salive.

Prix de la boîte de 50 dragées : 2 fr. 50
Prix de la 1/2 boîte de 30 dragées : 1 fr. 50

Envoi d'échantillons gratis sur demande à MM. les Médecins.

Gros : EMERY, pharmacien de 1re classe, 127, rue Faubourg-Poissonnière, Paris. — Détail : Dans toutes les pharmacies.

APPAREILS BOURDALLÉ

1° Mélange de chlorure de Méthyle et de chlorure d'Ethyle (point d'ébullition 0°) ;

2° Chlorure de méthyle pur (A).

Employés par les médecins du monde entier, comme étant les plus commodes et les meilleur marché. — Traitement radical des sciatiques et névralgies rebelles ; anesthésie locale ; pelade ; petite chirurgie ; pointes de feu, etc., etc. — Flacons absolument étanches, *de 60 gr., 100 gr., 250 gr., 500 gr., et 1 kilog. (Remplissables en tous pays.)*

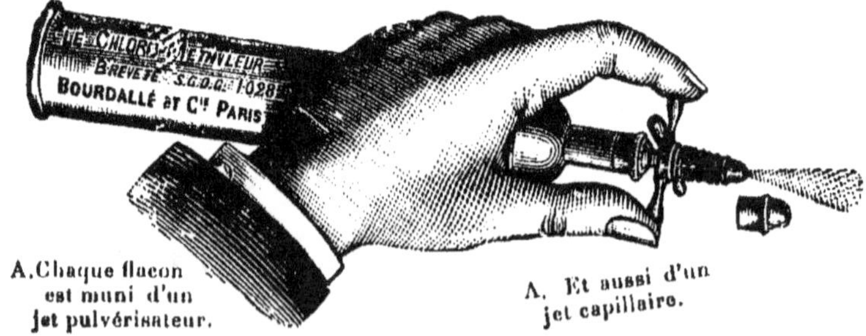

A. Chaque flacon est muni d'un jet pulvérisateur.

A. Et aussi d'un jet capillaire.

Demander renseignements, échantillons et notices, à Emery, pharmacien de 1re classe, Société des produits Bourdallé, 127, rue du Faubourg-Poissonnière, à Paris.

NOUVEAU TRAITEMENT

DU DIABÈTE

par le CACODYLOL Manganique

Les admirables travaux de Ch. Bouchard ont établi, par démonstration directe, que le **Diabète** est une maladie chronique avec ralentissement de la nutrition, et que le traitement de cette diathèse doit consister à activer les phénomènes nutritifs, diminuer la fonction glycosurique du foie et tonifier le système nerveux.

Le **CACODYLOL** à base de cacodylate de soude et de sels manganiques possède ces trois propriétés au plus haut degré; c'est le tonique du système nerveux, le régulateur du foie, et le régénérateur par excellence des éléments anatomiques et des tissus organiques.

Aussi, dès les premiers jours du traitement, la soif disparaît, le sucre diminue progressivement en même temps que la quantité des urines, et le diabétique revient à l'espérance et à la santé. Il y revient par une alimentation rationnelle sans avoir besoin de ce régime soi-disant spécial de privations et d'aliments insipides, dont les avantages sont aujourd'hui des plus contestés.

MODE D'EMPLOI DU CACODYLOL

Le **CACODYLOL** se prend au milieu des deux principaux repas, à la dose de vingt gouttes dans un verre à bordeaux de vin rouge, pendant trois semaines consécutives; après une interruption d'une semaine, on recommence le traitement, et ainsi de suite.

Le flacon : 5 fr.

Envoi franco contre mandat-poste.

Pharmacie H. DUFLOT, 30, rue de Trévise, Paris.

La Médication tonique

Un tonique, pour être véritablement universel, c'est-à-dire pour lutter victorieusement contre tous les cas de débilitation, d'anémie, de faiblesse organique, doit présenter une composition assez complexe : contenir avec du fer, de l'iode, du quinquina, de la kola, de la coca, du tannin et surtout des phosphates.

En effet, à quoi sert de régénérer par le fer, le sang, si on ne le purifie pas en même temps par l'iode, si on ne régularise sa température par le quinquina, si on n'augmente pas sa vitalité et la puissance de son organe moteur par la kola, si on ne le charge de substances propres à renouveler les tissus malades, comme le tannin et surtout les phosphates, ces matières premières qui forment la base essentielle du cerveau, des nerfs, des os, ou à rendre les fonctions normales, comme le coca, cette régulatrice de l'estomac.

Mais il ne suffit pas, pour que le tonique soit universel et s'applique à tous les cas morbides, qu'il ait la composition que nous venons d'indiquer, il faut encore qu'il se métamorphose, pour convenir aux goûts, aux habitudes, à l'âge, au tempérament de ceux qu'il doit fortifier et régénérer. Il prendra la forme de vin, c'est-à-dire se fondra dans un utile adjuvant, le vin étant lui-même un tonique de par son alcool et les autres principes qu'il contient; il se présentera sous la forme plus condensée, plus agréable de liqueur de dessert; il se blottira, enfin, dans les drageoirs sous forme de bonbons exquis, de *granulés*.

Telles sont les métamorphoses auxquelles s'est contraint le tonique Désiles, composé, comme nous l'avons dit plus haut, d'iode, de quinquina, de kola, de coca, de tannin, de phosphates. Sous forme de vin (vin Désiles), il est d'un usage général, convient à tous les adultes, aux convalescents, aux débilités, aux nerveux, etc.

Sous forme de liqueur de dessert, la *Désiline*, il plaît davantage à ceux dont la digestion difficile exige le coup de fouet de l'alcool légèrement condensé, pour stimuler l'estomac.

Sous forme de bonbons, de *granulés*, il convient à tous ceux qui, par leur âge, ne sauraient accepter l'alcool, puis à ceux qui doivent absorber une grande quantité du tonique, soit enfin à ceux qui voyagent, comme les chasseurs, les bicyclistes, etc., et trouvent cette forme solide du tonique Désiles plus aisément transportable.

Le *granulé* Désiles sera donné principalement aux femmes enceintes, aux nourrices, aux enfants, au moment du sevrage, aux jeunes gens dont la croissance est lente et difficile.

Vin Désiles, Désiline, Granulé Désiles, voilà la Trinité du Dieu Tonique. Elle ne trouvera que des croyants et des fidèles.

Dr ALÉQUE.

… LES PILULES DE

QUASSINE
FREMINT

sont Toniques, Diurétiques, Reconstituantes, elles assurent l'antisepsie intestinale, guérissent sans purger, la Constipation habituelle, l'Atonie de l'intestin. Elles augmentent l'assimilation, donnent de l'appétit, relèvent rapidement les forces. Elles sont indiquées dans les Convalescences lentes, la Grossesse et l'Allaitement, les Coliques hépatiques et néphrétiques, les Cystites. *Une ou deux pilules avant chaque repas.*

Le flacon, **3** fr., 105, Rue de Rennes, Paris, et dans les pharmacies.

NÉVROSTHÉNINE

(NOM DÉPOSÉ)

Dans les dégénérescences nerveuses de l'adulte ou du vieillard, la constipation neurasthénique, le diabète, l'albuminurie, la paralysie générale, on doit remplacer *le glycérophosphate de chaux*, élément de calcification vasculaire, par les glycérophosphates *de soude, de potasse* et *de magnésie*, qui sont les principaux éléments de la matière nerveuse. On les prescrira en solution concentrée exempte de sucre et d'alcool. La Névrosthénine répond à ces indications.

XX gouttes ds Névrosthénine contiennent 0. 40 centigrammes de glycérophosphate composé.

Le flacon compte-gouttes : **3** fr. dans les pharmacies.

Dyspepsie, DIABÉTE, Obésité

GASTRALGIE

1900 — PARIS — 1900

DEUX MÉDAILLES D'OR

*Les plus hautes récompenses et les
seules Médailles d'Or décernées au Pain de Gluten
et aux Pâtes Gluten en 1900.*

PAIN DE GLUTEN

F. LAPORTE

Neveu et seul Successeur de F. DURAND

INVENTEUR BREVETÉ S. G. D. G. A TOULOUSE

---

1 Grand Prix, 34 Médailles Or et Argent
7 Diplômes d'honneur

Tours, Paris, Vichy, Rouen, Montpellier, 2 Bruxelles
H. C. plusieurs fois Membre du Jury. H. C.

SEUL PAIN DE GLUTEN

Approuvé par l'ACADÉMIE DE MÉDECINE de PARIS
pour le traitement du DIABÈTE

Traitement des Maladies de l'Utérus et de ses Annexes

PANSEMENTS GYNÉCOLOGIQUES ANTISEPTIQUES

DÉCONGESTIFS, SÉDATIFS ET ASTRINGENTS

PAR LES

GLYCOVULES TISSOT

A la glycérine solidifiée et à tous médicaments.

Gallobromol, Myrtol, Salol, Résorcine, Iode, Ichtyol, etc.

Les plus chargés en glycérine, les plus actifs, les moins coûteux.

Action décongestive et antisepsie permanente des milieux.

La boîte de **10** Glycovules Tissot **3** fr. et **3** fr. **75**.

Nous donnons ici, simplement à titre de *Memorandum*, la nomenclature et le dosage de nos **GLYCOVULES**

ANTISEPTIQUES — ASTRINGENTS — RÉSOLUTIFS — SÉDATIFS

Poids du glycovule : **20** gr.

Simples à la glycérine pure 30 degrés.		Sulfate de zinc, Acide gallique, Naphtol, Chlorure de zinc, Acide phénique, Créoline, Chloral, Acide phénique..........	25 ctg.
Acide borique rétinol.	2 gr.		
Camphre, Myrrhe, Bismuth, Gallobromol..	1		
Tannin, Alun, Ratanhia, Iodoforme, Salol, Aristol, Ichtyol, Résorcine, Oxyde zinc, Iodol, Perchlorure, Antipyrine, Iodure de plomb, Salol camphré, Naphtol, Camphre, Myrthol, Eugénol	50 ctg.	Ex. : Jusquiame, Belladone, Cocaïne, Iodure potassium, Microcidine..........	10 —
		Morphine. Extrait d'opium, Extrait de digitale............	05 —
		Sublimé corrosif. Atropine................	01 —

EXTRAIT DE MALT TISSOT

DIT MALTESINE FRANÇAISE

Bière de santé houblonnée concentrée.

MODE D'EMPLOI

La Maltesine Française s'emploie pure, *à doses* proportionnées à l'âge de la personne, soit avant de manger, soit pendant le repas. Bon nombre de médecins conseillent également, avec raison, de la substituer au vin, *qu'ils interdisent absolument pendant la durée du traitement*, et de la boire, soit pure, soit en la mélangeant à des eaux minérales appropriées. Les plus savants praticiens et professeurs la prescrivent additionnée d'eau ordinaire ou d'eau minérale à parties égales. La Maltesine Française, *soigneusement stérilisée* (procédé Pasteur), devenant, *après plusieurs semaines de fabrication, beaucoup plus savoureuse*, sans que jamais l'efficacité puisse en être aucunement altérée, *bien au contraire*, il n'y a pas lieu de craindre d'en faire une provision suffisante afin d'en avoir toujours en réserve et de ne l'employer qu'après l'avoir laissé *convenablement* reposer.

Prix : la Bouteille........ **1** franc.

Dépôt : Laboratoires G. Tissot, 34, boulevard de Clichy et dans les principales pharmacies.

www.ingramcontent.com/pod-product-compliance
Lightning Source LLC
LaVergne TN
LVHW010933180726
843502LV00004B/947